科技部重点研发计划项目资助

脾胃学说应用与创新

疑难危重医案卷

主 编　陈远能　张 涛　黄 适

全国百佳图书出版单位
中国中医药出版社
·北 京·

图书在版编目（CIP）数据

脾胃学说应用与创新．疑难危重医案卷／陈远能，张涛，黄适主编．—北京：中国中医药出版社，2021.11

ISBN 978 - 7 - 5132 - 7243 - 8

Ⅰ. ①脾…　Ⅱ. ①陈…　②张…　③黄…　Ⅲ. ①脾胃学说　②脾胃病 - 疑难病 - 医案 - 汇编 - 中国 - 现代　③脾胃病 - 危重病 - 医案 - 汇编 - 中国 - 现代　Ⅳ. ①R256.3

中国版本图书馆 CIP 数据核字（2021）第 213404 号

中国中医药出版社出版

北京经济技术开发区科创十三街 31 号院二区 8 号楼

邮政编码　100176

传真　010 - 64405721

河北品睿印刷有限公司印刷

各地新华书店经销

开本 787 × 1092　1/16　印张 13　字数 243 千字

2021 年 11 月第 1 版　2021 年 11 月第 1 次印刷

书号　ISBN 978 - 7 - 5132 - 7243 - 8

定价　56.00 元

网址　www. cptcm. com

服 务 热 线　010 - 64405510

购 书 热 线　010 - 89535836

维 权 打 假　010 - 64405753

微信服务号　zgzyycbs

微商城网址　https：//kdt. im/LIdUGr

官 方 微 博　http：//e. weibo. com/cptcm

天猫旗舰店网址　https：//zgzyycbs. tmall. com

《脾胃学说应用与创新》丛书
编 委 会

苏国阳　李　志　李　林　李卫强

李学军　李春杰　李鸿彬　李燕舞

严子兴　严红梅　肖国辉　汪红兵

宋清武　张　厂　张　琳　张志华

陈　江　陈　延　陈玉龙　陈拥军

邵明义　林　敏　林传权　周军怀

周燕萍　孟　捷　郝微微　赵小青

钟丽丹　闻新丽　袁建业　莫　湘

奚肇宏　郭延军　凌江红　黄柳向

曹昌霞　崔俊波　琚　坚　葛来安

税典奎　曾江涛　翟兴红　潘相学

薛　平　戴　琦

《脾胃学说应用与创新·疑难危重医案卷》
编委会

脾胃学说是中西医结合、中医消化疾病诊治的指导性理论体系，是中医学理论体系的重要组成部分。危北海、杨春波、张万岱、劳绍贤、陈治水等当代著名医家在发展脾胃学说和中西医结合方面做出了突出贡献，引领着学术进步。脾胃学说的应用与创新不仅推动了中西医结合消化病学的学术发展，而且提高了消化系统疑难疾病的诊治疗效，显示出中西医结合治疗消化系统疾病的特色和优势。

2018年10月，中国中西医结合消化系统疾病专业委员会脾胃学说应用与创新专家委员会（以下简称专家委员会）成立。专家委员会汇集了国内外著名的中西医结合消化病学专家、脾胃学说研究专家、临床专家、科研专家和教育专家，标志着中西医结合脾胃学说研究发展到一个崭新阶段。《脾胃学说应用与创新》丛书由专家委员会牵头，全国脾胃学说领域著名专家进行编写，旨在追溯脾胃学说形成、发展与成熟的源流，总结、交流脾胃学说的理论、应用和传承，促进脾胃学说的创新发展。

《脾胃学说应用与创新》丛书分为七卷，从综合（理论）、名医名家、临床、方药、流派和疑难危重医案等方面，全面、系统地反映了中西医结合脾胃学说的发展水平，对推动学术发展、促进学术进步大有裨益。

《脾胃学说应用与创新·综合卷》以脾胃学说理论发展、应用与创新为主线，重点介绍中西医结合脾胃学说的发展概况、理论基础、学术体系、学术特色以及脾胃学说的应用和研究进展，使读者对中西医结合脾胃学说的应用与创新有一个全面的了解。

《脾胃学说应用与创新·名医名家卷》汇集了数十位全国脾胃病学领域的著名医家，全面展现了他们的学术思想，以及采用中医、中西医结合手段诊治疾病的临证经验。

《脾胃学说应用与创新·临床卷》以脾胃病的临床诊治为主，全面整理历代医家对脾胃病诊治的学术思想、学术观点和辨证体系，以及以脾胃学说为指导，采用中医、中西医结合手段诊治消化系统及其他系统疾病的特色与方法。

《脾胃学说应用与创新·方药卷》汇集了古今治疗脾胃及消化系统疾病的方药，包括经方、时方及专家效方、经验方等，以及脾胃学说的方剂学理论、组方分析、应用要点和独特创新等。

《脾胃学说应用与创新·流派卷》归纳了全国各流派，如燕京、龙江、新安、岭南、吴江、闽江等流派中关于脾胃学说的学术观点和诊疗特色。

《脾胃学说应用与创新·疑难危重医案卷》汇集了古今医家应用脾胃学说诊治疑难危重病及疑难危重脾胃病的医案。

《脾胃学说应用与创新·优才卷》汇集了全国中医（临床、基础）优秀人才跟师名老中医的经验。

《脾胃学说应用与创新》丛书的出版充分体现了当今脾胃学说的应用与创新水平，以及中西医结合消化病学的研究进展，有助于推动学术的发展，促进脾胃学说理论、临床、科研和教学的进步。

丛书得到科技部重点研发计划项目——基于"道术结合"思路与多元融合方法的名老中医经验传承创新研究（项目编号：2018YFC1704100）及东部地区名老中医学术观点、特色诊疗方法和重大疾病防治经验研究（课题编号：2018YFC1704102）资助。

中国中西医结合消化系统疾病专业委员会
脾胃学说应用与创新专家委员会
2019 年 5 月

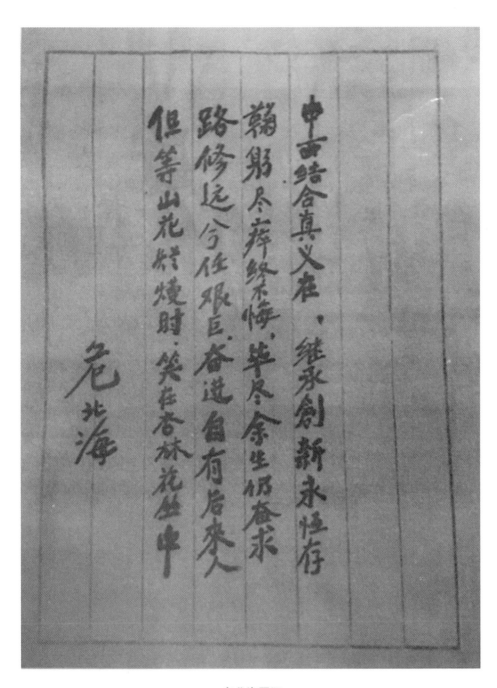

中西结合真义在，继承创新永恒存

鞠躬尽瘁终不悔，竭尽余生勤奋求

路修远兮任艰巨，奋进自有后来人

但等山花烂熳时，笑在杏林花丛中

危北海

危北海题词

中医作为中华民族传统文化的典型，是中国人民长期同疾病进行斗争的经验总结，反映了中华民族对人与自然环境的辩证关系的深刻认识。西医通常所指西方国家的医学，是近代时期西方国家的学者们在摒弃古代西医之后，在物理学、化学、生物学、解剖学的基础上发展出来的一门全新的医学体系。中医和西医作为两种医学体系，由于地理位置的隔绝，各自在东西方的土地上经历发展和变革，并分别造福于东西方人类文明。

随着时代发展，全球化的进程推动了西学东渐，并最终形成了中医与西医两种理论不同的医学体系在中国并存的局面。两种医学在中国土地上发生交融与碰撞，中国人民也进行了关于中西医结合方式的长期探索和思考。如何真正实现中西医结合，解决二者汇而未通、结而未合的局面，仍然是摆在中国学者面前的重大难题。

学科的划分是以研究对象的客观差异为基础的。尽管中西医在众多方面存在许多差异，但二者研究对象是一致的，都是研究人体健康及疾病之间的现象和规律。我国近代著名医家陆渊雷就曾说过：这决定着中医与西医的差异的性质，不是两个不同学科的差异，而是同一学科内部的两个不同学派的差异。但许多人对中西医差异的性质认识不清，认为二者是不同学科之间的差异，因而没有统一和结合的可能性。这种观点很显然是错误的。中西医的研究对象是相同的，只是由于思维方式和研究方法不同而分别认识了不同的现象，掌握了不同的规律，形成了不同的理论，是医学学科中两个不同的范式。又因为其研究的是同一个对象——生命与疾病的规律，而客观真理始终只有一个，因此，中西医两种医学体系发展的结果必然是趋向统一。在未来的医学中，中医与西医所有真实地反映出生命与疾病规律的内容都会保留下来，而一切不真实的东西都将被抛弃。

中西医结合是历史的必然，但中西医结合之路是漫长的，是一个复杂而又长期的历史历程。令人欣慰的是，随着国家快速的发展，中华民族逐步重拾民族自信心，对中医及传统医学愈发重视，中医、中西医结合迎来了蓬勃发展的好时代。改革开放以来，全国各地诸多医院、医学院校的工作者们潜心研究中医药的理论及基础、临床研究，努力探寻中西医结合之道，并在基础实验、临床、药理等诸多方面取得突破性进展,在中西医结合诊治临床急危重症及疑难杂病方面取得令人满意的疗效。

年轻一辈的医生们要站在前辈们的肩膀上,主动承担起探寻中西医结合之道的历史重任。年轻医生要培养正确的中医及西医临床思维,除了在日常临床诊疗活动中不断积累经验,还可以在工作之余参加各种学术交流会议、阅读各类书籍,听取诸位专家的经验心得。本书通过病例讨论的形式,总结并分析每一位医者对病例的中医、西医的诊疗过程的思考方式及经验教训,希望能通过这种方式,加深各位读者对中西医结合的认识,并提高自身中西医结合的思考及临床思维能力。

中国中西医结合消化疾病专业委员会主任委员
中国中西医结合学会常务理事长　危北海
2021 年 3 月 2 日

唐序

学问、学术皆问源流。脾胃学说是中医理论体系的重要组成部分，它奠基于先秦和两汉时期的《内经》《难经》；发展于东汉至两宋时期，《伤寒杂病论》奠定了脾胃学说的临床实践基础；金元时期是脾胃学说的形成时期，《脾胃论》的面世标志着脾胃学说的形成；明清时代是脾胃学说的充实时期，温病学派对脾胃学说进行了传承和发展；近现代是脾胃学说的深化时期，采用现代科技方法深入研究脾胃学说，阐述各理论层面的科学内涵。林林总总，概要如此。

新中国的成立，迎来了中医、中西医结合蓬勃发展的新时代。脾胃学说经过几十年的潜心研究，在历史演进、学术传承、创新应用方面取得了显著成绩。特别是20世纪70年代后期我国实行改革开放以来，全国各地诸多单位、众多医学工作者深入开展脾胃学说的理论与临床研究，逐步形成了较完善的学术体系，在脾胃学说的文献研究、临床研究、实验研究和方药研究等各方面取得了许多有重要价值的科研资料，在疑难危重疾病诊治方面取得了众多突破性成就，相继获得国家级、省级、市级等各级别科学技术奖。

2018年10月，在中国中西医结合学会消化系统疾病专业委员会指导下成立的脾胃学说应用与创新专家委员会，为脾胃学说的中医、中西医结合研究增添了新的力量。《脾胃学说应用与创新》丛书就是该专家委员会组织全国中医、中西医结合脾胃学说专家集体撰写，反映脾胃学说源流、传承、应用、创新的丛书，内容包括脾胃学说的理论、临床、流派、名医名家、方药、疑难危重医案等，并分卷出版。本丛书可以说是对脾胃学说理论、临床与研究的全面总结，反映了全国脾胃学说研究的现状，汇集了全国脾胃学说研究的成果和经验，展现了我国脾胃学说研究的整体水平。《脾胃学说应用与创新》丛书的出版，将为全国中西医结合消化病学、中医脾胃病学领域的医疗、教学和科研工作者提供一部较好的参考专著。付梓之际，乐而为之序。

中国中西医结合学会副会长

中国中医科学院副院长　唐旭东

己亥仲夏于京华

近些年来，许多医学检测项目及检查技术取得飞速的发展，一方面给医生在疾病诊疗过程中提供了极大的帮助，另一方面也为患者和社会带来福音，例如宏基因组测序就在此次新冠肺炎的疫情中起到了重要的作用。但即便是最先进最精密的检查设备，在面对疾病时有时也会束手无策。清晰、严谨、高效的临床思维方式是医疗过程的核心关键，正如张孝骞教授所言："临床思维就是对疾病现象进行调查、分析、综合、判断及推理等一系列的思维活动，以认识疾病的本质，它既是重要的诊断方法，也适用于疾病的治疗，临床思维的培养必须在医疗实践中进行。"

不同的哲学思维方法孕育出不同的文明文化，并对人与自然的关系产生不同的认识与研究方式，哲学思维方法上的差异就是造成中西医学思维方法差异的根本原因。

在临床思维上，西医讲究病理病机的阐述。西医学是一门以人体结构为原型的医学，在认识人体健康时，从微观角度入手，主张在脏器、组织、细胞的微观结构基础上认识器官、组织的生理功能，着重强调分析事物之间的微观因果联系。在掌握机体具体结构的基础上，临床医生用肉眼或借助于仪器、设备的观察方法，甚至采用现代科技的手段以了解机体的结构，直接探索人体的生理、病理现象，病因及发病机制，是"实体分析"的思维模式。

中医是建立在东方宏观哲学的基础上，更强调分析事物之间的宏观联系。因此不同于西医的依病论治，中医更注重证候的分析。中医学在认识人体病理生理规律时更加重视整体性、系统性和动态性，看中各个脏腑在阴阳五行属性基础上的相关性，并以人体脏腑功能态为重，是以人体功能态为原型的医学。中医的整体观决定了其认识人体病理、生理现象的宏观性。任何发生在局部的病理、生理现象，都被看成是整体病理、生理反应在局部的表现，借以推断内在脏腑、经络、气血的生理功能和病理情况，是"系统综合"的思维模式。

人体是一个从细胞－组织－器官－系统－机体的多层次系统，同时又与自然环境和社会因素保持密切的联系，这些恰恰说明了人类身体的复杂性。想要揭示这种复杂性的规律，就必须要具备多学科的复杂思维能力。中医学与西医学研究的对象都是人体的疾病，不同在于中医是辨证论治，西医则是依病论治，将二者结合并应用于各种疾病的诊疗，也是一种研究人体复杂性的方法。

为了进一步提高临床思维能力，更好地结合中西医思维方式，这就要求我们年轻的临床医师除了日常的临床工作外，还需要通过阅读各种书籍打牢临床基本功，学习其他同行及前辈们面对疑难病例时的诊治经验、思路，不断训练自身的临床思维能力，提升临床诊治水平。本书收集了来自全国多个中西医结合医院的病例，并以中医及西医的临床思维方式对每个病例进行分析，并逐一给出诊疗结果，希望能给每一位临床医生在中西医结合临床思维上带来一点启示和参考。

北京中医药大学东方医院消化科主任　李军祥

2021 年 3 月 2 日

编写说明

临床思维是医疗行为的核心。如何在日常临床诊疗中运用中西医结合思维，也是我们中西医结合教育行业的重中之重。为从事中西医结合诊治消化系统疾病的临床医生提供一套有参考价值、实用性强的医学书籍，帮助其培养正确的临床诊疗主动思维能力，是编写本书的主要目的。

广西中医药大学附属瑞康医院脾胃病科自成立以来，一直秉承中西医并重，不断探寻中西医结合诊治消化系统疾病的理论及方法。在科主任陈远能教授的带领及陈振侬教授不辞辛劳的临床指导下，各位医生竭尽全力地付出，科室逐步成长壮大，最终成长为广西壮族自治区卫生厅重点建设学科、国家中医药管理局重点专科及卫健委国家临床重点专科，成为全区在中西医结合诊疗消化系统疾病领域的领军者。

本书选用来自全国多家医院的真实病例，病例收集力求覆盖消化系统主要疾病，书中所呈现的诊治过程也忠于原态。参与本书编写的医生大多具有高级技术职称，并从事多年脾胃病临床工作，临床经验丰富。本书希望通过真实的诊疗过程及编者的经验分享给读者带来启发。我们非常珍惜与同行进行沟通与学习的机会，因限于病例诊治时的条件及我们的学识和经验，不足之处请予指正，以便再版时修订完善。

本书得到广西科技计划项目——广西中医脾胃病临床医学研究中心（桂科AD19245168）资助。

《脾胃学说创新与应用·疑难危重医案卷》编委会

2021 年 4 月

目录

食管胃肠篇 1

反复发热腹痛——克罗恩病的诊治思考 3

健脾清肠汤治疗溃疡性结肠炎的诊治思考 10

干燥综合征合并慢性复发型结肠炎的中西医诊治思考 15

营养支持治疗诱导缓解克罗恩病的诊治思考 18

腹胀呕吐——肠梗阻的中西医诊治思考 26

干燥综合征伴反流性食管炎的中西医诊治思考 32

反复腹泻——阿米巴肠炎的诊治思考 36

反复腹痛——缺血性结肠炎的诊治思考 40

克罗恩病并白细胞减少的中西医诊治思考 45

呕血及解黑便——胃 MALT 淋巴瘤的诊治思考 57

反复解暗红色血便——Meckle 憩室并出血的诊治思考 61

纳差消瘦——肠结核的诊治思考 66

腹痛贫血——铅中毒的诊治思考 70

反复腹痛伴腹泻——Cronkhite－Canada 综合征的诊治思考 74

反复上腹部胀闷——十二指肠降部神经鞘瘤的诊治思考 78

腹痛、腹部包块——小肠淋巴瘤的诊治思考 83

反复腹泻——继发性肾上腺皮质功能减退的诊治思考 86

反复便血——小肠杜氏病的诊治思考 89

反复解黑便——十二指肠降部异位静脉曲张出血的诊治思考 93

慢性腹泻——胃空肠吻合口横结肠瘘的诊治思考 98

反复解黑便——十二指肠降部神经内分泌肿瘤的诊治思考 103

发热腹痛孕妇——缺血性结肠炎的诊治思考 ……………………………… 107

上腹痛伴呕吐——嗜酸性粒细胞胃炎的诊治思考 ……………………… 112

反复腹痛——过敏性紫癜的诊治思考 …………………………………… 116

腹胀及腹部包块——淋巴瘤的诊治思考 ………………………………… 120

肝胆胰篇 ………………………………………………………………… 125

腹痛伴肝占位——华支睾吸虫感染炎性包块的诊治思考 ……………… 127

胸骨后梗阻感伴消瘦——肝结核并全身结核的诊治思考 ……………… 133

反复黄疸——自身免疫性胰腺炎的中西医诊治思考 …………………… 138

经方猪苓汤治疗顽固性胸腔积液的中西医诊治思考 …………………… 144

反复右胁胀满——胆囊结石伴慢性胆囊炎的中医诊治思考 …………… 147

胰岛细胞瘤术后心脾两虚的中西医诊治思考 …………………………… 151

胆道结石的中西医诊治思考 ……………………………………………… 155

腹胀大伴黄疸——肝窦阻塞综合征的诊治思考 ………………………… 160

反复上腹胀痛——自身免疫性肝炎的诊治思考 ………………………… 165

反复上腹部疼痛伴发热——肝结核的诊治思考 ………………………… 169

胆总管下段结石并急性胆管炎的中西医诊治思考 ……………………… 174

解黑便、呕血——特发性门脉高压症的诊治思考 ……………………… 177

发热、黄疸——恙虫病的诊治思考 ……………………………………… 181

腹部胀大——布 – 加综合征的诊治思考 ………………………………… 184

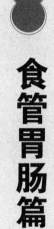

食管胃肠篇

反复发热腹痛——克罗恩病的诊治思考

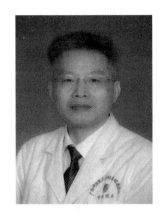

黄适，广西中医药大学附属瑞康医院，消化内科一区主任，教授，主任医师，医学博士，硕士研究生导师。广西名中医。毕业于湖南中医药大学，曾到欧洲德布勒森大学医学院、上海瑞金医院进修学习。任中华中医药学会脾胃病分会常委；中国中西医结合学会消化系统疾病专业委员会第一届GERD专家委员会常委；广西中西医结合学会消化疾病专业委员会常委。从事消化系统疾病中西医结合诊治、教学和科研工作30年，临床经验丰富。熟练掌握电子胃肠镜、小肠镜的操作和各种镜下治疗，擅长内镜下的各种血管套扎术和硬化剂注射术，如胃食管静脉曲张和痔疮硬化剂注射术及套扎术。

患者杨某，女，58岁，因"反复发热、腹痛1年余"，于2015年8月28日11时45分由门诊入院。

患者自述于2014年6月无明显诱因出现发热，最高体温40℃，伴盗汗，左下腹胀痛，无恶心呕吐等，遂到广西梧州市某医院就诊，当时诊断为肠系膜淋巴结结核，予规范的抗结核治疗，发热、左下腹胀痛好转后出院。后仍反复出现低热，左下腹痛，一直在当地医院抗结核治疗。于2015年8月19日因发热、左下腹痛未见好转而到广西南宁市某人民医院（传染病专科医院）住院治疗，诊断考虑肠系膜淋巴结结核可能性大，予HRE三联抗结核治疗，但患者反复发热，左下腹痛症状未见好转，为求进一步诊治，门诊拟"肠系膜淋巴结肿大原因待查（淋巴瘤?）"收入我院肿瘤科。入院症见消瘦，纳差，左下腹部隐痛，呈阵发性发作，多为进食后出现，可自行缓解，无规律低热。

既往史：有慢性非萎缩性胃窦炎病史。

体格检查：生命体征正常，神清，精神差，体重34kg，下降5kg。全身浅表淋巴结未触及，心、肺查体未见明显异常，腹平软，左下腹有压痛、无反跳痛，肝、脾肋下未及，移动性浊音（−）。

辅助检查：8月19日南宁市某医院CT检查示右肺中叶慢性少许炎症；心包膜增厚；肠系膜淋巴结增多，未见肿大，考虑炎性结核? 右肾细小结石，左肾囊肿，左肾钙化灶。

8月29日入院血液生化检查：两对半示乙肝表面抗体916.24mIU/mL。生化B示直接胆红素7.9μmol/L，间接胆红素1.9μmol/L，总蛋白62.7g/L，白蛋白27.5g/L，球蛋白35.2g/L，白蛋白/球蛋白0.8，谷氨酰转肽酶66IU/L，胆酰酯酶4691IU/L，尿酸122μmol/L，高密度脂蛋白胆固醇0.44μmol/L，载脂蛋白A10.49g/L。钾3.48μmol/L，氯93μmol/L，钙2.14μmol/L，碳酸氢盐30μmol/L，ALB球蛋白55.6%，Y球蛋白19.8%。

血常规：白细胞4.78×10^9/L，中性粒细胞百分比71.6%，红细胞2.67×10^{12}/L，血红蛋白67g/L，血细胞比容21.5%，血小板384×10^9/L。

肿瘤标志物6项：甲胎蛋白<0.61μg/mL，癌胚抗原0.63μg/mL，糖类抗原125（CA125）17.67U/mL，糖类抗原153（CA153）17.73U/mL，糖类抗原199（CA199）8.25U/mL，糖类抗原724（CA724）1.34U/mL。

其他：HBV-DNA、大小便常规、凝血6项、结核杆菌抗体未见明显异常。

9月2日予行全腹部CT：肠管充盈尚好，回肠末端肠壁增厚，表面欠规则，强化明显，浆膜面境界尚清，肠腔节段狭窄改变，范围长约70mm；腹腔肠系膜内见较多大小、形态不一的小结节，最大结节约10mm×6mm；腹膜后及腹股沟区未见肿大淋巴结。

诊断：回肠末段节段肠壁增厚；腹腔肠系膜多发淋巴结肿大，考虑肠结核可能性大。见图1。

患者于9月2~4日出现不规则发热，最高体温达38.7℃，无盗汗，经退热处理后缓慢下降。见图2。

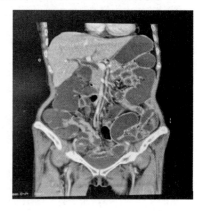

图1　全腹部CT示意图

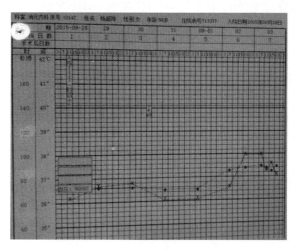

图2　体温单

9月4日经消化内科会诊，诊断不能排除克罗恩病，建议转消化科进一步诊治，家属同意转入消化科。

9月7日实验室检查：血沉50mm/h，超敏 C - 反应蛋白19.0mg/L，Fe + TIBC 总铁结合力 38.90μg/dL，自身抗体15 示抗核小体抗体弱阳性，血清铁、铁蛋白正常，FER、抗核抗体测定肥达、血培 + 药敏、大小便常规未见异常。

9月8日予经肛小肠镜检查：回肠末端见数处不规则地图状溃疡，局部略呈环壁状，周围黏膜明显肿胀，伴肠腔相对狭窄，病变累及长度 5~6cm，予活检。

结论：回肠末端多发溃疡，怀疑肠结核？克罗恩病？待病理。见图3。

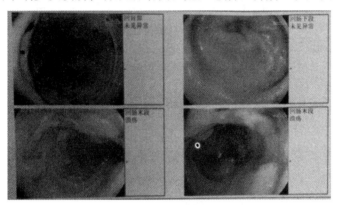

图3　无痛经肛小肠镜

9月11日经肛小肠镜病理：小肠黏膜慢性炎伴急性炎。特染抗酸（ - ）。见图4。

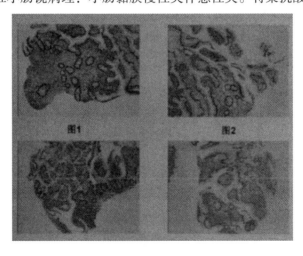

图4　经肛小肠镜病理

患者9月9~10日出现发热，并伴盗汗，夜间出汗明显，最高体温38.3℃，经退热处理后缓慢下降。见图5。

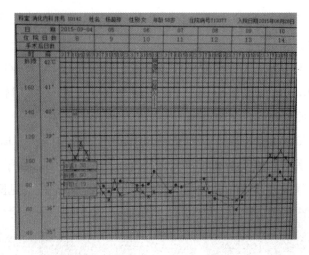

图5 体温单

患者三家医院 CT 均考虑肠结核的可能，并且已经抗结核治疗 1 年多，但反复发烧，左下腹痛好转不明显，病理抗酸染色（－），依据小肠镜下表现考虑克罗恩病可能性大。遂予美沙拉秦及甲泼尼龙琥珀酸治疗，美沙拉秦 1000mg，每日 4 次；甲强龙 40mg。甲强龙使用 3 天后，改泼尼松 40mg 口服。经治疗 10 天，反复发烧、左下腹痛较前好转，9 月 18 日带药出院。

11 月 18 日患者回院住院复检，腹痛明显好转，偶有脐周阵发性隐痛，无放射痛，无畏寒发热、盗汗。血常规示血红蛋白 88g/L，体重 42kg，较前增长 8kg，精神明显好转。

11 月 20 日复查无痛电子肠镜（见图 6）。

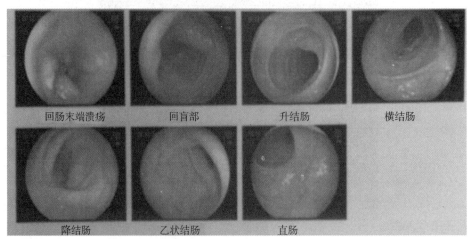

| 回肠末端溃疡 | 回盲部 | 升结肠 | 横结肠 |
| 降结肠 | 乙状结肠 | 直肠 | |

图6 无痛电子肠镜

镜下所见回肠末端见一黏膜缺损灶，大小约 0.6cm×0.7cm，底无苔，周围潮红肿胀，与之前对比，溃疡面明显好转。

镜下回肠末端溃疡与之前对比，明显好转，患者症状、体征也好转，治疗有效，继续予美沙拉秦缓释剂（艾迪莎）治疗，好转出院。

2016 年 3 月 2 日患者按要求回院复检。血常规示血红蛋白 87g/L，体重 47 kg，较前增加 5kg，精神可。行结肠镜检查示回肠末端见一黏膜缺损灶，大小约 1.0cm × 1.0cm，底覆薄白苔，周围稍潮红肿胀，予活检，见图 7。3 月 7 日肠镜病理示回肠末端溃疡，小肠黏膜慢性伴急性炎，局灶黏膜缺失，可见中性粒细胞浸润及肉芽组织增生，符合溃疡改变。见图 8。

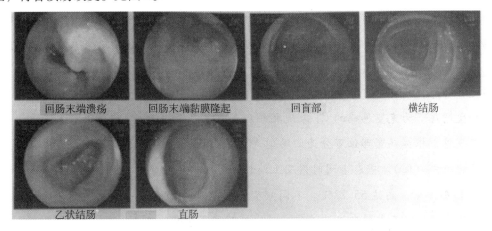

图 7　无痛电子肠镜

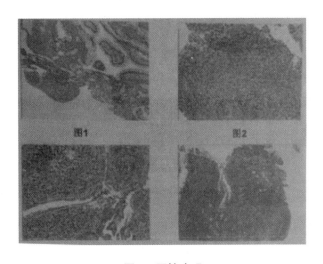

图 8　肠镜病理

临床治疗有效，继续予美沙拉秦治疗，患者无发热，左下腹胀痛明显好转，于 2016 年 3 月 10 日予以出院。

按克罗恩病方案治疗半年多，患者的临床腹痛症状明显好转，发作频率和程度明显改善，未见不规则发烧，贫血好转，体重增加，精神好转，两次回肠末端的镜下溃疡表现明显好转，说明治疗有效。

分析与讨论：本例患者因反复发热、腹痛 1 年余入院，院外曾规律抗结核治疗 1

年，发热及腹痛仍反复未见好转，考虑肠结核诊断不成立。根据镜下表现，排除结核、淋巴瘤、溃疡性结肠炎等其他诊断，按克罗恩病方案治疗半年多，腹痛、发烧明显好转，体重增加，贫血得到改善，诊断考虑克罗恩病。

克罗恩病是一种肠道慢性炎性肉芽肿性疾病，主要机制尚未清楚，病变可发生在整个消化道，并且溃疡呈跳跃式分布或节段分布，是常见的炎症性肠病。重症的克罗恩病病情十分顽固、久治不愈，严重威胁着患者的身体健康。

克罗恩病发病以回盲部及回肠末端为主，一般为节段性和透壁性炎症，多局限于小肠（30%～40%，其中90%累及末段回肠），有15%～25%发生在结肠，也有40%～50%的可能同时累及小肠和结肠。临床上因此病易反复发作，肠壁纤维结缔组织增生并纤维化改变，可导致肠壁不规则节段性增厚。此病例患者全腹部CT显示回肠末端肠壁增厚，为克罗恩病的CT表现之一。

克罗恩病根据病变部位可分为回肠型（L_1）、结肠型（L_2）、回结肠型（L_3）和单独上消化道型（L_4）。若患者同时累及上消化道及 L_1～L_3，可归为 L_1～L_3。研究发现，此病以 L_3 型多见，高达55.22%。不同病变部位，其分布存在一定差异，具体表现为 L_4 亚型患者确诊时存在复杂性疾病行为的比例明显高于其他亚型。

克罗恩病在诊断上并没有一个确切的诊断标准，需依靠临床症状、体征、内镜、影像学、病理组织学检查等进行综合分析。若不细致考虑，很容易跟溃疡性结肠炎、肠结核、肠淋巴瘤等疾病混淆。三者在临床表现上均有腹痛、腹泻、发热、消瘦等症状，镜下也多见类似。鉴别主要从镜下、病理、并发症等入手。在内镜下，克罗恩病相对于溃疡性结肠炎，裂隙样溃疡率、卵石样改变率更高。克罗恩病的炎性病变累及肠壁全层，主要发生部位在小肠和回盲部，而溃疡性结肠炎的主要病变在肠壁黏膜和黏膜下层，主要发生在直肠、结肠部。同时，克罗恩病发病年龄要比溃疡性结肠炎更早。在与肠结核的鉴别诊断中，镜下克罗恩病一般的溃疡是纵行溃疡，而肠结核通常为环形溃疡，并且肠结核病患者易并发肺结核、腹水，克罗恩病易并发瘘管。需要注意的是，临床上进行结核菌素实验时，由于两者均可发生阳性反应，故不能作为鉴别诊断的金标准。在鉴别肠淋巴瘤时，内镜下肠淋巴瘤溃疡穿透时，形成的内瘘与克罗恩病形态极为相似，需谨慎观察。其主要鉴别标准为病理活检，但要提高活检阳性率，取材时需在溃疡底部的结节增生处、溃疡边缘的突出部位、肿块和巨大皱襞的基底部，甚至需要多次、多块取材。由于目前此病病因不明，尚无对因治疗，并且病程长，难以根治，故使用激素类药物是常用手段。

通过对该病例诊断过程的全面剖析，总结出以下几点经验：①克罗恩病病情顽固，难以彻底治愈。②对于克罗恩病的诊断，肠镜的诊断至关重要。肠镜下可观察克罗恩病的不同病期和多种表现形式。③临床诊断要善于纵向对比其他疾病，全面细致考虑病因。克罗恩病容易与溃疡性结肠炎、肠结核、肠淋巴瘤混诊，故要抓住要害，明确诊断。④当临床证据充分，开始使用激素药治疗克罗恩病的时候，要注意观察病情，逐渐减少激素用量，以免造成部分患者激素无效或激素依赖等不良反应。

（吕哲）

健脾清肠汤治疗溃疡性结肠炎的诊治思考

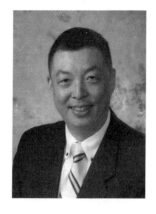

胡鸿毅，上海中医药大学附属龙华医院消化科，主任医师、教授，医学博士，硕士研究生导师，上海市卫生健康委员会副主任，上海市中医药管理局副局长，中华中医药学会常务理事、全科分会主任委员，上海市中医药学会会长，上海市医学会医学教育专业委员会主任委员；教育部中医学类专业教学指导委员会副主任委员，全国临床医学（中医学）、中药学专业学位教育指导委员会委员，全国中医药高等教育学会常务理事、教育管理研究会理事长。从事教学管理、中医内科临床及教学、科研工作 20 余年，主持国家自然科学基金、省部级以上课题 20 余项，以第一完成人获得上海市科技进步奖 1 项，上海市中医药科技奖一等奖 1 项，教育部科技进步奖二等奖 1 项，中华中医药学会科学技术奖二等奖 1 项，国家级教育成果奖 5 项。发表学术论文 150 余篇，他引 1500 余次，兼任《辞海》分科主编（中医卷）；《中国高等医学教育》杂志副主编，《中华医学教育》《中华医学教育探索》《中国临床医学》杂志编委。为第二军医大学兼职教授，香港大学中医药学院和马耳他大学校外评审专家。

溃疡性结肠炎也叫慢性非特异性溃疡性结肠炎，是一种病变累及结直肠黏膜和黏膜下层的炎症性肠病，主要临床表现为腹痛、腹泻和黏液脓血便。西医学认为此病没有明确的病因，与多种因素有关。本病具有持续加重、反复发作、经治难愈的特点。中医学将其归为"肠澼""久痢""便血"等范畴。《金匮要略》用白头翁汤和桃花汤以清肠解毒、温涩固下进行治疗，对后世影响很大。但大量的临床实践发现，一味地使用清热苦寒止血之品更易损伤脾肾阳气，而使用清热利湿佐以健脾温阳之品则效果颇佳。

患者某男，65 岁，主因"反复黏液血便 6 年余，加重 20 天"，于 2019 年 11 月 28 日入院。

现病史：患者 6 年前无明显诱因出现黏液便，1 日大便 5～6 次、伴鲜血，无腹痛发热，有里急后重、排便不尽感，于当地医院肛肠科就诊，诊为内痔，治疗半个月后症状未见明显缓解。患者至本市某三甲西医医院就诊，肠镜提示溃疡性结肠炎，对症处理后症情好转出院。后 6 年间患者持续服用艾迪莎 1 天 3g，不规律服用柳氮磺吡啶肠溶片 1 次 4 片，每日 4 次，共半年。日排便 1 次，无黏液鲜血，无腹痛发热。今年 3 月 21 日出现黏液血便次数增多，日排便 3 ~ 4 次，再至先前就诊的三甲西医院复查，结肠镜提示乙状结肠息肉；溃疡性结肠炎（活动期，累及乙状结肠、直肠）。该院予以对症治疗后，症状显著好转。4 月 9 日出院后继续服用艾迪莎 1 天 3g，泼尼松片减量至每日 20mg，后自行停药 1 个多月。20 天前，无明显诱因出现病情加重，黏液鲜血便 1 日 3 次，无腹痛、发热，有大便不尽感。11 月 17 日至本市另一家西医院急诊内科就诊，查血常规示白细胞 5. 29 × 10⁹/L，C - 反应蛋白 < 0.5mg/L，予头孢美唑抗感染 3 天，加泼尼松片 50mg，每日 1 次。口服后，症状未见明显好转。服药期间，1 日大便 4 次，伴黏液鲜血、不成形，有排便不尽感，患者为求进一步诊治收入我科。此次发病以来，患者无腹痛发热，无心悸，否认进行性消瘦。

既往史：慢性胃炎病史两年余，2018 年 10 月 24 日胃镜示慢性浅表萎缩性胃炎伴胃窦糜烂。间断服用奥美拉唑、莫沙必利。溃疡性结肠炎病史 6 年余。

查体：体温 36.7℃，脉搏 80 次/分，呼吸 18 次/分，血压 123/80mmHg。神清，精神可，形体适中，发育良好，营养良好，面色欠华，双瞳孔等大等圆，直径约 2.5mm，对光反射存在，两肺呼吸音清，未闻及干湿性啰音，心界无扩大，心率 80 次/分，律齐，各瓣膜听诊区未闻及病理性杂音，腹壁平坦、柔软，全腹无压痛、反跳痛，无包块，肝脾未及，肝肾叩痛（ - ），莫氏征（ - ），麦氏征（ - ），腹水征（ - ），肠鸣音 4 次/分，脊柱无畸形，生理反射存在，病理反射未引出。

辅助检查：红细胞沉降率 3mm/h。中性粒细胞百分比 92.7 % ↑，中性粒细胞绝对值 7.97 × 10⁹/L ↑，淋巴细胞百分比 4.9 % ↓，淋巴细胞绝对值 0.4 × 10⁹/L ↓，单核细胞百分比 1.9% ↓，嗜酸粒细胞百分比 0.0 % ↓，嗜酸粒细胞绝对值 0.00 × 10⁹/L ↓，红细胞计数 4.19 × 10¹²/L ↓，红细胞比积 39.8 % ↓。B 型钠尿肽 22.00μg/mL。尿素（干式）7.85mmol/L↑，丙氨酸氨基转移酶（干式）35U/L，天冬氨酸氨基转移酶（干式）19U/L。纤维蛋白原 2.0g/L↓，D - 二聚体 0.26。

2019 年 3 月 21 日结肠镜提示：乙状结肠息肉；溃疡性结肠炎（活动期，累及乙状结肠、直肠）。

中医诊断：外感热病（痢疾）。

辨证：脾虚湿热。

西医诊断：①溃疡性结肠炎（慢性复发型，活动期，中度，直乙结肠）。②慢性胃炎。

诊治经过：2019 年 11 月 30 日，患者昨日解大便 4 次、带有黏液鲜血、欠成形、有排便不尽感，胃纳尚可，小便调，夜寐安。神清，精神可，两肺呼吸音清，未闻及干湿啰音，心率 80 次/分，律齐，未及病理性杂音。腹平软，无压痛，无肌卫及反跳痛，肝脾肋下未及，未及明显包块，肝肾叩痛（－），麦氏征（－），墨菲征（－），移动性浊音（－），肠鸣音 4 次/分，双下肢压迹（－）。治疗予艾迪莎 1 日 3g，泼尼松 20mg，每日两次抗炎，头孢吡肟抗感染，奥美拉唑抑酸护胃，乐凡命营养支持。舌淡红，苔薄黄，脉细。证属痢疾（脾虚湿热证），治拟清热利湿，凉血止血。方拟健脾清肠汤加减。

处方：炙黄芪 15g，党参 9g，山药 12g，白扁豆 12g，白术 12g，茯苓 15g，木香 9g，焦楂曲各 15g，防风 9g，白及 3g，五味子 9g，侧柏炭 12g，秦皮 12g，芡实 12g，炮姜 9g。1 日 1 剂，水煎 300mL，分早晚两次，餐后半小时温服。

12 月 1 日：患者昨日解大便 3 次、带有黏液鲜血、欠成形、有排便不尽感，胃纳尚可，小便调，夜寐安。神清，精神可，两肺呼吸音清，未闻及干湿啰音，心率 75 次/分，律齐，未及病理性杂音。腹平软，无压痛，无肌卫及反跳痛，肝脾肋下未及，未及明显包块，肝肾叩痛（－），麦氏征（－），墨菲征（－），移动性浊音（－），肠鸣音 4 次/分，双下肢压迹（－）。

尿常规 pH 7.5 ↑。粪常规及粪便潜血试验隐血（＋），粪便转铁蛋白（±）。活动性结核抗体（－）。

乙肝 6 项示抗乙型肝炎病毒表面抗体（＋）30.00IU/L，抗乙型肝炎病毒核心抗体（＋）0.16COI。

甲状腺功能示促甲状腺刺激激素 0.740mIU/L，三碘甲状原氨酸 0.85μg/mL，甲状腺素 82.10μmol/L，甲状腺球蛋白 1.40μg/mL ↓，鳞状细胞癌相关抗原 0.46μg/mL ↓。

查输血前 4 项、自身免疫性抗体、肝炎抗体指标均为阴性。

12 月 2 日：患者昨日解大便 3 次、带有黏液鲜血、欠成形、有排便不尽感，胃纳尚可，小便调，夜寐安。神清，精神可，两肺呼吸音清，未闻及干湿啰音，心率 72 次/分，律齐，未及病理性杂音。腹平软，无压痛，无肌卫及反跳痛，肝脾肋下未及，未及明显包块，肝肾叩痛（－），麦氏征（－），墨菲征（－），移动性浊音（－），肠鸣音 4 次/分，双下肢压迹（－）。

粪培养：微生物检验报告无沙门菌、志贺菌生长。

微生物检验报告：未检出大肠埃希菌 O157：H7；未检出霍乱弧菌及副霍乱弧菌。

白细胞计数 11.08×10^9/L ↑，中性粒细胞百分比 82.9% ↑，中性粒细胞绝对值 9.19×10^9/L ↑，淋巴细胞百分比 11.0% ↓，单核细胞绝对值 0.64×10^9/L ↑，嗜酸粒细胞百分比 0.0% ↓，嗜酸粒细胞绝对值 0.00×10^9/L ↓，红细胞计数 4.00×10^{12}/L ↓，红细胞比积 38.2% ↓。ANCA 抗体谱未见异常。

患者今拟行结肠镜复查，因肠道准备欠佳，今晨予生理盐水 500mL 灌肠，治疗予艾迪莎 1 天 3g，泼尼松 20mg，每日两次抗感染，头孢吡肟抗感染，奥美拉唑抑酸护胃，乐凡命营养支持。

12 月 3 日：患者肠镜检查后解大便 1 次、带有黏液、无鲜血、欠成形，排便不尽感仍有，胃纳尚可，小便调，夜寐安。神清，精神可，两肺呼吸音清，未闻及干湿啰音，心率 70 次/分，律齐，未及病理性杂音。腹平软，无压痛，无肌卫及反跳痛，肝脾肋下未及，未及明显包块，肝肾叩痛（－），麦氏征（－），墨菲征（－），移动性浊音（－），肠鸣音 4 次/分，双下肢压迹（－）。

免疫检验报告示乙型肝炎病毒外膜大蛋白抗原（－）；EB 病毒衣壳抗原 IgG 抗体 >50↑，EB 病毒核抗原 IgG 抗体 2.55↑。CA50 5.3，CA242 8.03。

彩超示肝内钙化点，前列腺增生伴钙化，胆囊、胰腺、脾脏、双肾、双侧输尿管、膀胱未见明显异常。

肠镜因患者不能耐受，进镜至降结肠。降结肠黏膜充血，乙状结肠黏膜充血，直肠见黏膜弥漫性充血水肿糜烂，见散在细小溃疡灶（见图 1）。

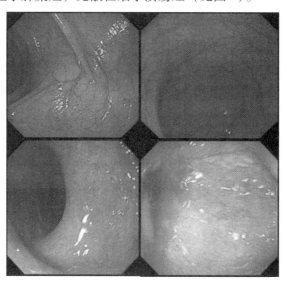

图 1 肠镜示意图

心电图：正常范围心电图。

骨密度：骨质疏松 T－3.0。

结合患者昨日肠镜检查结果，现充血糜烂细小溃疡灶以直肠为甚，今改清肠方灌肠为清肠栓塞肛。患者 6 年期间不规律服用 5－SAS 症情不得好转，今予停用艾迪莎，继续完善检查以评估病情。

12 月 12 日：患者解大便 1 次、色黄成形、无黏液血便，纳寐可，小便调。神清，精神可，两肺呼吸音清，未闻及干湿啰音，心率 76 次/分，律齐，未及病理性杂音。腹平软，无压痛，无肌卫及反跳痛，肝脾肋下未及，未及明显包块，肝肾叩痛（－），麦氏征（－），墨菲征（－），移动性浊音（－），肠鸣音4次/分，双下肢压迹（－）。

白细胞计数$8.2×10^9$/L，中性粒细胞百分比80.1％↑，中性粒细胞绝对值$6.61×10^9$/L↑，淋巴细胞百分比11.8%↓，淋巴细胞绝对值$1.0×10^9$/L↓，嗜酸粒细胞百分比0.1％↓，嗜酸粒细胞绝对值$0.01×10^9$/L↓，红细胞计数$4.02×10^{12}$/L↓，红细胞比积39.6%↓。

门急诊检验报告：肌酐（干式）77.9μmol/L，尿素（干式）5.24mmol/L，丙氨酸氨基转移酶（干式）31U/L，天冬氨酸氨基转移酶（干式）16U/L，胆碱酯酶（干式）5606 U/L↓，二氧化碳（干式）32.10mmol/L↑。

经治疗，症情较入院时显著好转，请示上级医师后，予今日下午出院。嘱患者出院后泼尼松每日1次，每次30mg，口服1周。每周减量1粒，至1日20mg后门诊随访调整剂量。

分析与讨论：溃疡性结肠炎属中医学"痢疾"范畴，是因邪蕴肠腑，气血凝滞，大肠脂膜血络损伤，传导失司，出现腹痛、里急后重、下痢赤白脓血的病证。本病《内经》谓之"肠澼"，《难经》谓之"大瘕泄"。对于痢疾的治疗，金·刘河间提出了"调气则后重自除，行血则便脓自愈"的法则。热痢清之，寒痢温之；初痢实则通之，久痢虚则补之。寒热交错温清并用，虚实夹杂通涩兼施，而顾护胃气宜贯彻痢疾治疗的始终。

本案属中医学"痢疾"范畴。患者因饮食不节，湿热内蕴，热灼血络，血溢脉外则见便血色红，湿浊阻滞气机则见神疲、乏力等症。舌淡红、苔薄黄、脉细属脾虚湿热证。脾虚生湿，湿胜伤脾，二者互为因果。脾虚湿胜，运化无力，虚、寒、湿相搏，导致寒湿内盛，蕴结大肠，传化失常而致泄泻。久泻久痢必伤津液，久病伤阴，导致阴血俱虚，故舌质淡。法随证立，故治以清热利湿、凉血止血并施，方拟健脾清肠汤加减。方中黄芪补气升阳；党参补中益气；山药补气养阴；白扁豆健脾化湿；白术补气健脾；茯苓利水渗湿；木香行气调中；防风祛风解表；五味子敛肺滋肾，生津敛汗；秦皮清热解毒；芡实益肾固精；炮姜温中止痛；侧柏叶、白及止血；考虑病久伤及胃气，故加焦山楂、焦神曲，以养胃顾护正气。神曲入脾、胃经而能养胃，炒后性质醇和，功效更佳；山楂功能健脾消食，炒后其功更甚，二者联用，重在培补胃气，扶正驱邪。健脾清肠汤是在四君子汤的基础上化裁而来，四君子汤由白术、人参、茯苓、甘草组成，白术健脾燥湿，人参补肺扶脾，茯苓降气渗湿，甘草补胃和中。其如宽厚和平之君子，而不为奸险卒暴之行也。

中医下痢之症繁多，因此治疗时应辨证精确，以求药到病除。本案患者为脾虚湿盛、脾不统血之证，治疗应审机辨证，随症加减。同时治疗中应与患者进行心理沟通，让患者坚定信心，配合治疗。需要注意的是，症状好转后也要继续服药巩固，防止病情反复。此外，还应嘱咐患者合理饮食，疏调情绪，加强体育锻炼。

（李巧东　温红珠）

干燥综合征合并慢性复发型结肠炎的中西医诊治思考

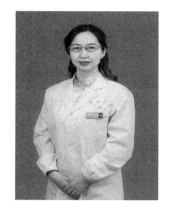

曹昌霞，青海大学附属医院中医科副主任，教授，主任医师，硕士研究生导师，第四批全国中医临床优秀人才。1994 年毕业于青海医学院，在青海大学附属医院从事教学、临床和科研工作。擅长中医药防治消化系统疾病、心血管疾病及多种疑难杂病。

患者兰某，男，50 岁，因"间歇性腹泻伴口腔溃疡 3 年余"，于 2018 年 11 月 8 日初诊。

现病史：患者间歇性腹泻伴口腔溃疡 3 年余，每因饮食生冷或劳累后症状明显，反复服用美沙拉嗪胶囊、肠炎宁等药物，症状时轻时重。就诊前 1 个月症状复发，每日腹泻 10 余次，腹泻物呈黄色稀水样便，夹黏液和脓血，伴腹痛，泻后痛减，以脐周明显，食欲不振，伴心烦易怒，口眼干燥，口腔黏膜溃疡，周身皮肤瘙痒，夜间明显，体倦乏力，畏寒肢冷，入睡困难，多梦易醒，小便正常。舌边尖红，少苔，右脉弦细数，左脉弦滑数，双尺脉略沉。

既往史：2012 年在我院住院检查，明确诊断为原发性干燥综合征、免疫相关性白细胞减低少症、焦虑状态、抑郁状态，经中药治疗后出院。出院后反复口腔溃疡，口眼干燥，情绪低落，牙齿片状脱落。

自述 3 年前肠镜检查诊为溃疡性结肠炎，但肠镜报告单丢失，未提供。复查肠镜结果示直肠乙状结肠炎、内痔。病理检查示黏膜中度慢性炎（活动期）。

西医诊断：溃疡性结肠炎；慢性复发性结肠炎；原发性干燥综合征；焦虑状态。

中医诊断：泄泻（寒热错杂，湿热下注）；燥痹（肝肾阴虚）；郁证（肝气郁结）。

治则治法：急则治其标，缓则治其本。患者以腹泻夹脓血、腹痛为主，辨证湿热下注，治以清利湿热为主，乌梅汤合白头翁汤加减。

处方：乌梅 15g，细辛 6g，肉桂 6g，干姜 10g，黄连 6g，黄柏 10g，当归 10g，白芍 15g，白头翁 15g，秦皮 10g，葛根 15，赤石脂 12g，炒麦芽 15g，败酱草 15g，马齿苋 15g, 甘草 6g。7 剂, 每日 1 剂, 水煎服。

药后大便次数减少, 大便中脓血消失、夹少量黏液, 腹痛减轻, 食欲较前好转, 但仍畏寒肢冷, 口眼干燥, 口腔溃疡未愈, 睡眠欠安, 心烦, 舌暗红, 苔少, 右寸关脉细、尺脉略沉, 左寸关脉弦细、尺脉沉细。前方调整如下。

乌梅 15g, 细辛 6g, 肉桂 6g, 干姜 10g, 黄连 6g, 黄柏 10g, 当归 10g, 白芍 15g, 葛根 15g, 秦皮 10g, 五味子 6g, 栀子 10g, 淡豆豉 10g, 蜜远志 6g, 牡蛎 30g, 甘草 6g。7 剂, 每日 1 剂, 水煎服, 予吴茱萸粉外敷涌泉穴。

药后大便次数明显减少, 无脓血、黏液, 每日 2~3 次, 大便基本成形, 但饮食油腻后仍呈稀便, 时而脐周疼痛, 食欲明显好转, 口眼干燥症有所缓解, 每夜睡眠时间4~5小时, 做梦减少, 情绪逐渐转好, 仍畏寒肢冷, 舌暗红, 苔薄白, 脉弦细。前方调整如下。

乌梅 15g, 肉桂 6g, 细辛 6g, 干姜 10g, 黄连 6g, 黄柏 10g, 附子 6g, 当归 10g, 白芍 15g, 合欢花 12g, 焦山楂 15g, 党参 15g, 白术 10g, 山药 15g, 茯苓 15g, 芡实 12g, 牡蛎 30g, 甘草 6g。14 剂, 两日 1 剂, 水煎服。

1 个月后大便每日 1~2 次、多成形, 偶尔脐周疼痛, 食欲正常, 手足温, 时而口眼干燥, 每夜睡眠时间 5~6 小时, 做梦减少, 情绪逐渐转好, 舌暗红, 苔薄白, 脉弦细。前方调整如下。

乌梅 15g, 肉桂 6g, 细辛 6g, 干姜 10g, 黄连 6g, 黄柏 6g, 附子 6g, 当归 10g, 白芍 15g, 党参 15g, 山茱萸 15g, 熟地黄 12g, 山药 15g, 茯苓 10g, 泽泻 10g, 牡丹皮 10g, 酒黄精 15g, 枸杞子 12g, 炙甘草 6g。14 剂, 两日 1 剂, 水煎服。

此后, 停药半年, 期间患者偶因饮食不当出现腹泻, 服用肠道益生菌, 症状可改善。间断出现口腔溃疡、口干症状, 因不影响日常生活, 患者未再就诊。

2019 年 9 月来院复查, 肠镜示回肠末端、直肠及结肠未见异常。

讨论: 干燥综合征是以外分泌腺高度淋巴细胞浸润为主要病理基础的自身免疫性疾病, 临床主要表现为干燥性角结膜炎、口腔干燥症。除累及泪腺、唾液腺等外分泌腺体外, 尚可累及肾、肝、肺等内脏器官及血管、关节、皮肤等。其血清中有多种自身抗体和高免疫球蛋白血症, 本病属中医学 "燥证" 范畴。中医学认为, 本病主要与津液生成、输布有关。《素问·经脉别论》云: "饮入于胃, 游溢精气, 上输于脾。脾气散精, 上归于肺, 通调水道, 下输膀胱, 水精四布, 五经并行。"

燥胜则干。《灵枢·决气》云: "津之为液, 润肤充身泽毛, 若雾露之溉, 故津充则润, 津亏则燥。" 津液的代谢与五脏、三焦关系密切, 水液通过脾之运化、肝之疏泄、肾之蒸腾气化、三焦之通道完成水液代谢。肝疏泄失常, 肝郁乘脾, 脾胃受纳、运化失司, 脾不散精, 则津亏而成燥证。也有医家认为, 其病因病机为先天阴虚燥热体质, 复感燥邪, 蕴酿成毒, 内陷入里, 耗伤阴液而成。

慢性复发型结肠炎是溃疡性结肠炎临床类型中最为常见的分型，是一种原因不明的直肠和结肠炎性疾病，发作期与缓解期交替。病程较长，大便呈糊状，常夹白色黏液，腹泻前常腹痛，泄泻后可缓解；可反复发作，重者日泄十余次，有时腹泻与便秘交替，粪便中含有血、脓、黏液，腹部不适，每有胀感，病变以溃疡为主，常累及直肠及乙状结肠。每因进食生冷、油腻或情绪波动而加重。本病属中医学"腹痛""泄泻""痢疾""肠风""脏毒"范畴，多因脾虚湿热侵犯大肠，壅滞气血，气血与之相搏，气机郁滞，肠道功能失司损伤血络而发。病位在大肠，与肝、脾、肾相关，病性属本虚标实。

此患者在干燥综合征的基础上并发慢性复发性结肠炎，虽为两病，但病因病机相互关联。患者平素情绪低落，肝气不疏，气机郁结，日久化火，损伤阴液，故成燥痹。口咽干燥、口腔溃疡、牙齿脱落、皮肤瘙痒等干燥症状为肝肾阴虚之征；肝木失养，脾土不运，故患者时而腹泻、腹痛、畏寒肢冷，为上燥下寒、寒热错杂之象。患者腹泻病史达3年之久，久泻致正气损伤。本次复发，腹泻脓血便，伴腹痛、泻后痛减、以脐周明显，食欲不振，伴心烦易怒、口眼干燥，且伴周身皮肤瘙痒、夜间明显，舌边尖红，少苔，右脉弦细数，左脉弦滑。此为本虚标实之证，考虑主要病机为肝郁脾虚、寒热错杂、正虚邪实，故选用乌梅丸为主方治疗。

《伤寒论》第326条言："厥阴之为病，消渴，气上撞心，心中疼热，饥而不欲食，食则吐蛔，下之利不止。"第338条言："伤寒脉微而厥，至七八日肤冷，其人躁，无暂安时者，此为脏厥，非蛔厥也。蛔厥者，其人当吐蛔。今病者静，而复时烦者，此为脏寒。蛔上入其膈，故烦，须臾复止，得食而呕；又烦者，蛔闻食臭出，其人常自吐蛔。蛔厥者，乌梅丸主之。又主久利。"姜建国教授指出，久利易形成气血双虚、阴阳紊乱、寒热错杂之证，乌梅丸清、温、补、涩并用，故该方尤善治疗慢性病证，为久利良方。

因首诊时患者下利兼脓血，热象较重，故去性燥热之附子、人参、川椒，加白头翁汤治之。《伤寒论》第371条言："热利下重者，白头翁汤主之。"第373条言："下利欲饮水者，以有热故也，白头翁汤主之。"方中乌梅为主药，酸涩收敛，生津止渴；黄柏、黄连苦寒，清热燥湿；乌梅与当归、甘草相配，酸甘合化为阴，以养肝阴，补肝体；白头翁清热解毒，凉血止痢。诸药同用，共奏清热凉血、敛阴止渴、燥湿止泻之效。复诊时肠道症状明显好转，但口眼干燥、口腔溃疡未愈，睡眠欠安，心烦，故加栀子豉汤清心除烦，五味子、白芍养阴柔肝，牡蛎滋阴潜阳。再诊时诸症减轻，但考虑患者干燥综合征并慢性结肠炎日久，气阴两伤，尤其影响脾胃、肝肾功能，叶天士在《临证指南医案》中重视阴液的补充和脾胃的健运，清热泄肝行气以防热截肝阴，喜加生白芍敛肝柔肝，茯苓、陈皮、生姜、半夏等健运脾胃，故在缓解期以益阴健脾为主，乌梅丸加四君子汤合六味地黄汤加减，寒热并用，攻补兼施，酸甘苦辛四味为一体，杂合而治，故获良效。

营养支持治疗诱导缓解克罗恩病的诊治思考

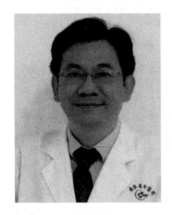

陈延，广东省中医院芳村医院消化科主任，医学硕士，主任中医师，硕士研究生导师。广东省中医院青年名中医，全国名老中医药专家学术经验继承人。广东省中医院补土学术流派研究团队负责人。广东省中医院炎症性肠病慢病管理团队负责人。

患者，高某，男，30岁，因"反复右下腹疼痛1年余"，于2019年7月12日入院。

现病史：患者2017年11月开始出现阵发性右下腹闷痛，局部可触及一约拇指大小的包块，边缘清楚，可推动，按压时疼痛明显，伴腹泻、体重下降，大便日2~4次，无黏液脓血便。至2018年2月右下腹包块逐渐增大，5月至广州某三甲医院就诊，行肠镜示回盲瓣及盲肠溃疡（进镜至回盲部）。病理结果示回盲部黏膜重度慢性炎。黏膜层内大量慢性炎性细胞浸润。遂入院诊治。

查C-反应蛋白（CRP）45.4mg/L，结核感染T细胞检测（T-spot）阴性。全腹CT增强示回肠多处、回盲部及升结肠近端肠壁增厚水肿，考虑感染性病变，肠结核？克罗恩病？

胃肠道B超示右下腹回盲部异常回声团块（86mm×48mm），性质待查，考虑肠管病变，炎性病变？肿瘤？

胃镜：①十二指肠球炎。②慢性全胃炎。

肠镜：①右半结肠炎症改变（进镜至距肛门70cm）。②痔疮。病理示右半结肠、大肠黏膜慢性非特异性炎，伴溃疡形成。

出院后返原籍中药治疗，腹痛反复发作。

2018年9月28日查全腹CT示升结肠、盲肠及部分回肠壁增厚，升结肠病灶明显，并肠周大量渗出性改变，盆腔少量积液。

2018年11月27日查TB-IGRA（+）。诊断考虑肠结核可能。

2018年9月起予左氧氟沙星（0.5g，每日1次）+利福平（0.45g，每日1次）+

乙胺丁醇（0.75g，每日1次）＋吡嗪酰胺（1.5g，每日1次）治疗。经治，腹痛症状反复。

2018年10～12月动态复查腹部CT，见右下腹腹腔回盲部病灶呈进展趋势。

2019年2月因腹痛反复、右腹股沟红肿，至珠海某三甲医院住院，查T－spot（＋）。全腹CT平扫＋增强示升结肠、结肠肝曲、盲肠及部分回肠壁增厚，考虑炎性病变并肠周大量渗出；右下腹壁水肿；大量腹腔、盆腔积液。

腹股沟MR：右侧盆腔感染性病变并脓肿形成，病变沿腹股沟蔓延达皮下，并破溃，病变邻近升结肠、结肠肝曲、盲肠及部分回肠壁弥漫性不均匀增厚水肿，间隙模糊。

肠镜：①结肠病变性质待定，肠结核？②混合痔。

病理：镜下见结肠黏膜组织，局灶黏膜溃疡形成，溃疡底肉芽组织增生，较多淋巴细胞、浆细胞等炎性细胞浸润，并见个别多核巨细胞形成，组织细胞增生，符合慢性肉芽肿伴溃疡形成。特殊染色见抗酸染色（－），六胺银（－），PAS（－）。见图1。

2019年2月20日行右侧腹股沟区脓性包块穿刺置管引流，可引出乳糜色液体。3月7日拔除引流管。3月21日行腹腔肿块穿刺活检，病理镜下示增生的长梭形细胞疏松分布，SMA（＋），Desmin灶区（＋），提示为肌纤维母细胞，细胞形态温和，间质少许淋巴细胞、浆细胞、嗜酸性粒细胞浸润。特殊染色示六胺银、PAS、抗酸染色均（－）。脓液感染病原高通量基因检测示粪屎球菌、噬热链球菌，予HRZE抗结核、甲硝唑、阿米卡星抗感染。

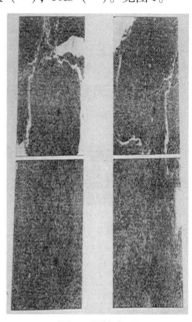

图1　肠镜病理

2019年7月因腹痛反复至我院住院。入院时见神清，精神可，右腹股沟区红肿热痛，活动受限，右腹股沟以下见两个直径约1cm的圆形瘘口、可见白色脓性分泌物，无盗汗，无头晕、头痛，无咳嗽、咳痰，无恶心、呕吐，无胸闷、胸痛，无腹痛、腹胀，无外阴、口腔溃疡，无关节疼痛，无发热恶寒，纳眠可，小便调，大便成形，无黏液脓性便。舌淡胖，苔白腻，脉细滑。

既往史：体健，无不良嗜好。

体格检查：身体质量指数（BMI）16.3，全身浅表淋巴结未触及肿大，心肺无异常体征，腹稍膨隆，腹壁无静脉曲张，未见肠型及蠕动波，右腹股沟区见一大小约6cm×3cm隆起，表面皮肤潮红，触之韧，压痛（＋），右腹股沟以下见两个直径约1cm圆形瘘口、见脓液渗出，右下腹可触及一可疑包块，余腹无压痛、反跳痛，肝脾肋下未触及，Murphy 征（－），麦氏点无压痛，肝区及双肾区无叩击痛，移动性浊音（－），肠鸣音 5 次/分。

实验室检查：血常规示白细胞计数 9.41×10^9/L，中性粒细胞百分比 76.9%，红细胞计数 3.23×10^{12}/L，血红蛋白 88g/L，血小板计数 349×10^9/L。

肝功示白蛋白 38.1g/L，前清蛋白（PA）123mg/L，超敏 C－反应蛋白（hs－CRP）109.4mg/L，红细胞沉降率（ESR）63mm/h，降钙素原（PCT）0.06ng/mL，粪钙卫蛋白 3322.17μg/g。T－spot（－）。

肠道＋右大腿脓肿彩超：第 6 组小肠部分肠管壁弥漫性不均匀增厚，厚 5.0～15.9mm，以黏膜层及黏膜下层显著；第 6 组小肠狭窄；右下腹及右大腿肌层混合声区，考虑肠瘘并脓肿形成可能。

CTE、大腿 CT：升结肠近段、回盲部、回肠远端肠壁改变。

结合病史，考虑克罗恩病可能性大，并肠瘘，累及右侧腹外侧肌、右侧腰大肌、髂肌、髂腰肌、右侧股骨近端前外侧肌群（多发脓肿形成，并积气）；右前下腹壁、右侧腹股沟区及右侧大腿中上段皮下水肿，并多发小囊肿；病变段肠管邻近肠系膜间、腹膜后、盆腔右侧髂血管旁及右侧腹股沟区多发淋巴结肿大。见图 2、图 3。

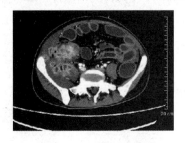 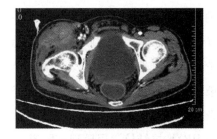

图 2　CTE 示意图　　　　　　　　图 3　大腿 CT 示意图

中医诊断：肠痈（湿邪热毒）。

西医诊断：克罗恩病并肠外瘘；腹腔脓肿？

诊治经过：转外科行腹壁清创术，于腹部切口留置胶管行对口引流（见图 4）。术中所见右腹股沟区可及皮下瘘管，于右侧腹股沟上缘、右侧腹直肌外侧缘、右大腿根部外侧做斜切口，探查各术口深面有窦道潜行相通，向上达腹外斜肌外侧缘，向下达阔筋膜张肌、缝匠肌肌

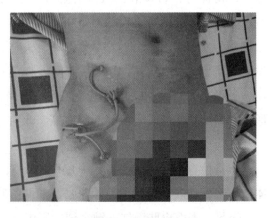

图 4　腹壁清创术，胶管行对口引流术后

间沟，未能排除窦道延伸达骨膜深面。术中请骨科会诊，考虑继续向内侧探查可能会损伤股动脉可能，遂于各切口下留置胶管行对口引流。术后病理示右大腿瘘管组织软组织慢性化脓性炎，伴局灶多核细胞反应。免疫组化 CK（－），CEA（－），CD68（－）。

术后继续内科治疗：考虑腹腔内脓肿未完全清除，大腿外侧肌群内瘘也未完全控制，无法使用生物制剂及免疫抑制剂，5－氨基水杨酸（5－ASA）类药物治疗无效，进一步行外科手术治疗又风险太大，所以与患者协商后给予口服肠内营养治疗。同时，短时间使用甲硝唑（0.2g，每日1次）+环丙沙星（0.5g，每日两次）抗感染治疗。

口服肠内营养3个月后，患者入院复查治疗效果。入院时见患者神清，精神可，无盗汗，无头晕头痛，无咳嗽咳痰，无恶心呕吐，无胸闷胸痛，无外阴、口腔溃疡，无关节疼痛，无发热恶寒，纳眠可，小便调，大便呈糊状，无黏液脓性便。舌淡，苔根部白腻，脉细滑。

体格检查：身体质量指数（BMI）19.02，右下腹、右侧腹股沟上缘、右侧腹直肌外侧缘、右大腿根部外侧缘留置对口引流条，无明显渗液，术口可见肉芽增生，敷料可见少许黄色黏稠分泌物，右下腹触之较韧，全腹未触及包块，全腹无压痛及反跳痛，肝脾肋下未及，Murphy征（－），麦氏点无压痛，肝区及双肾区无叩击痛，移动性浊音（－）。

实验室检查：血常规示白细胞计数 $3.70 \times 10^9/L$，N48.7%，红细胞计数 $4.42 \times 10^{12}/L$，血红蛋白126g/L，血小板计数 $219 \times 10^9/L$。

肝功：白蛋白43.7g/L，PA 281mg/L。hsCRP 4.7mg/L。ESR 19mm/h。PCT 0.02μg/mL。粪钙卫蛋白54.38μg/g。

肠道+右大腿脓肿彩超：回肠末段肠管弥漫性不均匀增厚，厚0.5~7.1mm，以黏膜层及黏膜下层显著；回肠末端狭窄；右侧腹股沟区及右大腿根部未见明显包块及积液声像。

CTE、大腿CT：升结肠近段、回盲部、回肠远端肠壁改变。

结合病史，考虑克罗恩病并肠瘘可能性大，累及右侧腹外侧肌、右侧腰大肌、髂肌、髂腰肌、右侧股骨近端前外侧肌群，范围较前明显缩小；右前下腹壁、右侧腹股沟区及右侧大腿中上段皮下水肿，大致同前；病变段肠管邻近肠系膜间、腹膜后、盆腔右侧髂血管旁及右侧腹股沟区多发淋巴结肿大，大致同前（见图5、图6）。

下腹、大腿MR：回盲部、回肠远端肠壁改变，结合病史，考虑克罗恩病并陈旧肠瘘、腹腔内外感染，感染累及右侧腹外侧肌，右侧腰大肌、髂肌、髂腰肌，右侧股骨近端前外侧肌群，目前所见肠壁尚完整，未见明显新鲜肠外瘘表现。

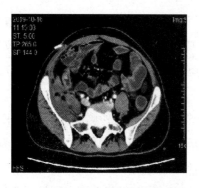
图5 CTE 示意图（2019 年 10 月）

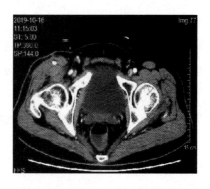
图6 大腿 CT 示意图（2019 年 10 月）

肠镜：①回盲瓣变形狭窄、息肉样增生。②直肠糜烂、小溃疡。③痔。见图 7。

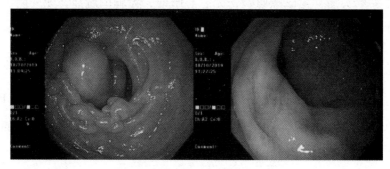

图7 肠镜示意图（2019 年 10 月）

回盲瓣黏膜病理：黏膜慢性活动性炎伴糜烂，未见溃疡、隐窝脓肿及肉芽肿等改变。回盲瓣隆起，黏膜慢性活动性炎症，伴息肉样增生。见图 8。

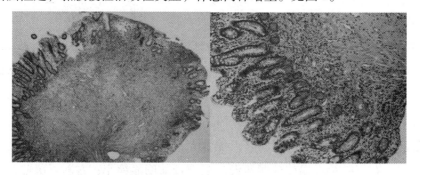

图8 回盲瓣黏膜病理示意图（2019 年 10 月）

直肠病理：肠黏膜慢性活动性炎症伴糜烂，黏膜内淋巴组织增生，未见溃疡、隐窝脓肿及肉芽肿等改变。见图 9。

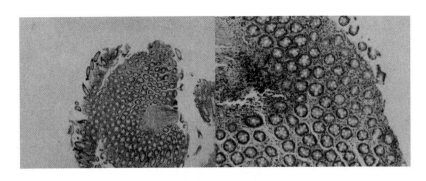

图9 直肠病理示意图（2019年10月）

分析与讨论：患者除短时间使用抗菌药物外，未使用其他药物治疗，一直以营养治疗为主。经3个月的营养治疗，腹腔内脓肿及肠间瘘管情况明显好转，BMI指数显著好转。更为难得的是，肠壁完整，肠间瘘得到有效控制，为下一步手术治疗奠定了坚实基础。应该说，前期治疗方案达到了预期效果。

本病例有如下特点：①青年起病，疾病呈慢性经过，初起腹痛、腹泻，伴腹部包块、营养不良表现，后期出现腹腔感染、皮肤瘘管。②腹腔脓肿经常规引流及抗感染无明显改善。③影像学及超声提示末段回肠、右半结肠肠壁增厚，肠壁全层炎症改变，以黏膜层及黏膜下层显著。④肠镜初期为右半结肠溃疡，后期肠道结构明显改变，出现肠道狭窄。⑤肠黏膜病理可见慢性肉芽肿性炎症，伴溃疡形成。⑥多次T-spot检查阳性，但抗结核治疗效果不佳。根据WHO克罗恩病诊断标准，临床诊断为克罗恩病（回结肠型，穿透型，活动期中度）。

克罗恩病（crohn's disease，CD）是一种以消化道病变为主的自身免疫性疾病，可累及从口腔到肛门的全消化道，以消化道节段性、透壁性、炎症性病变为主要病理特征。曾志荣等研究发现，我国广东省中山市克罗恩病发病率为2.05/10万。克罗恩病穿透型炎性病变穿透肠壁至浆膜层，与肠外组织和器官相通，即形成瘘管，瘘管形成是克罗恩病临床特征之一。

对于克罗恩病合并肠外瘘、腹腔脓肿的患者，《中国克罗恩病并发肠瘘诊治的专家共识意见·2018》推荐首选经皮脓肿穿刺引流控制感染。同时，营养支持治疗联合外科引流以促进肠外瘘愈合。本例患者即按照此流程处理，在此基础上，经3个多月的治疗，患者腹腔感染得到有效控制，CRP、粪便钙卫蛋白等炎症指标显著下降，营养状况好转，但患者仍有严重肠道狭窄，既往曾出现穿透性病变，虽目前暂无新鲜肠外瘘表现，但下一步仍需积极外科干预，术后配合内科治疗，以控制病情。对于此类并发症多且复杂的克罗恩病患者，并非单一内科或外科可以处理，应及早实施多学科协作，内科及外科循环往复，分阶段实施治疗。

关于营养支持治疗克罗恩病的问题目前还存在很多争议，2016年的《ECCO指南》

指出："目前并无针对成年活动性克罗恩病患者营养治疗的安慰剂对照试验。然而要素饮食或聚合物膳食的疗效显得不如糖皮质激素。在一项 Cochrane 系统评价所采纳的 4 项严格对照的试验中，泼尼松龙组（123 人）的疗效优于饮食疗法组（130 人）（OR：0.3，95% CI 0.17~0.52），NNT 为 4。要素饮食与多聚体膳食的疗效没有差别。必须明确区分诱导缓解的基础治疗与营养支持的辅助治疗。与儿童或青少年克罗恩病管理不同的是，对于成人克罗恩病，肠内营养治疗应仅作为提供营养支持的辅助治疗，而不应作为基础治疗。仅在患者拒绝其他药物治疗的时候，才考虑采用肠内营养治疗来诱导缓解。对于激素无效或激素依赖患者也并不推荐肠内营养治疗。然而即使肠内营养治疗用于克罗恩病诱导缓解治疗的证据有限，也并不能低估其在支持治疗中的地位。在复杂的瘘管性疾病中，完全性肠外营养是适宜的辅助治疗措施。"

相对而言，国内对于营养支持治疗的评价更为积极一些。在 2013 年的炎症性肠病营养支持治疗专家共识中认为："营养支持不但能够改善患者营养状况，提高生活质量，减少手术并发症，还能够诱导和维持克罗恩病缓解，促进黏膜愈合，改善自然病程。"所以《指南》认为，营养支持已经不是单纯地改善营养的方法，将炎症性肠病的营养支持称为营养支持治疗更为合适。这就确定了营养支持治疗可以作为一个相对独立的治疗方法存在。该患者单纯使用营养支持治疗，就获得了诱导缓解的疗效，说明《ECCO 指南》中的内容并不一定适合中国人群。

将营养支持治疗作为一个相对独立的治疗方法对于中医药诊治克罗恩病的临床研究有着非常重要的意义。目前对于克罗恩病的治疗，大多数患者会在急性发作期选择西医治疗方案进行诱导缓解。对于诱导缓解的患者，长期维持缓解方面，中医药是有一定的优势和治疗空间的，但克罗恩病是一种需要维持治疗的疾病，如果在诱导缓解后，继续给予西医的维持治疗方案，此时叠加中医药治疗的临床意义不大，即使中医药的使用能够在减少并发症、改善临床症状方面有一定的作用，但这种作用只能属于辅助性作用，并不能证明中医药在治疗克罗恩病过程中的临床疗效，所以 2016 年的《ECCO 指南》也指出，"补充医疗与替代医疗是目前被认为不属于传统医学的一组多元化医疗保健系统、保健手段及产品。虽然有人声称某些疗法有效，但并没有高质量的研究显示其真实的有效性"。但如果为了证明中医药的有效性而停用维持治疗的药物，显然是有违医学伦理的，因为这样会增加疾病复发的风险。而使用营养支持治疗的患者则不同，其在整个诱导缓解的过程中并没有（或非必须）使用药物也可获得疾病缓解的效果，而营养支持治疗中如果没有使用药物，在病情稳定的情况下，直接用中医药治疗给予维持缓解，一方面不存在伦理方面的问题，另一方面，也不存在药物洗脱期的问题。如果这些患者经过单纯的中医药治疗，能够获得 5 年以上的维持缓解，就能有效证明中医药在治疗克罗恩病，尤其是针对克罗恩病长期维持缓解方面的疗效，为中医药疗法的临床疗效提供有力的证据，而且也为患者，尤其是无法长期使用生物制剂的患者提供了更大的治疗方案选择空间。

另外，将营养支持治疗用于克罗恩病也符合中医理念。《素问·五运行大论》曰："中央生湿，湿生土，土生甘，甘生脾，脾生肉。"胃肠营养剂质黏，呈糊状，流动性不强，符合湿之特性，而克罗恩病，尤其是合并瘘管的患者，大多数存在肌肉瘦削等脾气虚弱的情况，使用营养支持治疗，可以补充化源，使气血随之而上，肌肉随之而长，所以患者治疗后会出现体重增加、瘘管内肉芽生长、肠间瘘愈合等变化。

（何家鸣）

腹胀呕吐——肠梗阻的中西医诊治思考

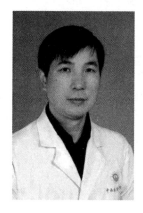

朱冉飞，安徽省中西医结合医院脾胃科主任、消化内镜中心主任，副主任医师。中国中西医结合学会消化专业委员会脾胃创新学说委员，安徽省中西医结合学会消化病学分会委员，安徽省中医药学会消化内镜专业委员会常委、脾胃病专业委员会委员，九三学社会员，安徽省名老中医学术经验继承人。擅长胃肠、肝胆胰等消化系统疾病的中西医结合治疗，对疑难危重疾病的处理有较丰富的临床经验，能够熟练操作消化内镜进行诊断及镜下治疗，对食疗亦有较深入研究。

患者徐某，男，33岁，未婚，汉族，因"腹痛、腹胀、呕吐，停止排便、排气两天"，于2019年2月6日21:30由门诊收入我科。

现病史：患者两天前因进食鸡头及猪脑后出现腹部疼痛，呈阵发性绞痛，无放射性及刀割样疼痛，伴肛门停止排便、排气，伴腹胀、恶心、呕吐，每日呕吐3~5次，呕吐物为墨绿色液体及胃内容物，每次量约50mL，无呕血及咖啡样物，无恶寒发热。就诊于当地医院，予相关治疗后（具体用药及治疗方式不详），症状无缓解。今日来我院就诊。

查腹部立位片示不全性小肠梗阻。腹、盆腔CT平扫示：①腹腔肠管术后，术区结构紊乱，周围渗出改变，伴不全性小肠梗阻。②腹盆腔积液。③左肾窦小结石。

为求进一步中西医结合治疗转入我科。刻下症见腹痛，腹胀，恶心呕吐，肛门停止排便、排气，舌质淡，苔薄白，脉弦紧。

既往史：2018年2月18日因腹部刀刺伤于颍上县医院行剖腹探查脏器修补术，后一直出现肠瘘，每天较多粪水从腹腔引流管流出。

2018年12月24日全麻下行腹壁切口疝修补术+肠粘连松解术+小肠部分切除术+右半结肠切除术+腹壁脓肿切除术。

有乙型病毒性肝炎病史；否认结核病史；无食物、药物过敏史；预防接种史不详。

查体：体温36.6℃，脉搏110次/分，呼吸21次/分，血压110/80mmHg。神清，精神欠佳，体形消瘦，痛苦貌，扶入病房。巩膜无黄染，肺（-），心率110次/分，腹部可见一长约20cm陈旧性手术瘢痕，切口未完全愈合，未见明显胃肠型及蠕动波。腹部膨隆，叩呈鼓音，左侧腹部压痛（＋），反跳痛（－），肠鸣音10次／分。双下肢无水肿，NS（－），舌质淡，苔薄白，脉弦紧。

辅助检查：2019年2月6日腹部立位片示不全性小肠梗阻（见图1）。

腹、盆腔CT平扫示：①腹腔肠管术后，术区结构紊乱，周围渗出改变，伴不全性小肠梗阻。②腹盆腔积液。③左肾窦小结石。

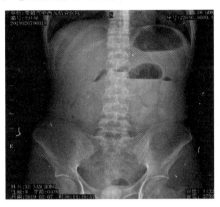

图1 腹部立位片（2019年2月7日）

中医诊断：肠结（证属气机壅滞证）。

西医诊断：肠梗阻（粘连性）；腹部开放性损伤伴腹内器官损伤（术后）；腹盆腔积液；肾结石。

诊治经过：入院后予以禁食、水，胃肠减压，抑酸护胃，抗感染，维持水电解质平衡及能量支持等对症治疗。患者腹痛，腹胀，呕吐，停止排气、排便，结合舌脉，辨为肠结病，辨证属气机壅滞证。中医予通里攻下、行气活血法灌肠。

处方：生大黄30g（后下），炒枳实30g，厚朴30g，桃仁30g。1剂，煎水200mL，制成灌肠液，以100mL灌肠，保留30分钟，每日2次。

2019年2月7日查房：患者诉腹痛，腹胀，恶心，呕吐，昨日灌肠后解黄色水样便1次，肛门未排气，禁食、水，小便量少，夜寐欠安。查体腹部可见一长约20cm陈旧性手术瘢痕，切口未完全愈合，腹膨隆，左侧腹部压痛（＋），反跳痛（－），肠鸣音亢进，双下肢无水肿，NS（－），舌质淡，苔薄白，脉弦紧。

辅助检查：血常规示白细胞10.30×10^9/L，血红蛋白121g/L，血小板308×10^9/L，中性粒细胞比率73.9%，淋巴细胞比率15.0%，C－反应蛋白36.16mg/L。

患者目前仍存在腹痛、腹胀、恶心、呕吐，大便未解，肛门未排气，治疗上继续以原方案，并加用复方泛影葡胺4支胃管注入，促进肠蠕动，嘱复查腹部立位片。

患者小便量少，7小时尿量约300mL，临时予以呋塞米注射液20mg静推以利尿，后解小便两次，共500mL，嘱记24小时尿量、引流量；完善床旁肝、胆、胰、脾、腹腔、腹膜后彩超及肾、输尿管、膀胱、前列腺彩超，以了解腹部及泌尿系情况。患者血常规提示白细胞、中性粒细胞比率升高，C-反应蛋白亦升高，故继续加强抗感染治疗。腹部切口今日予以换药1次，注意观察切口情况。并加用大黄、芒硝适量外敷腹部以泻下通便，润燥软坚。中医四诊合参，治以行气导滞，理气通便，予厚朴三物汤加减。

处方：生大黄10g（后下），火麻仁15g，木香15g，炒枳实10g，生黄连10g，当归20g，郁李仁15g，炒厚朴20g，焦槟榔30g。7剂，水煎400mL，早晚两次，胃管注入，1日1剂。

患者术后40天左右，部分肠管切除，肠管吻合，梗阻后肠管压力较大，可并发吻合口破裂引起休克、大出血及腹腔感染，告知患者及家属风险，表示理解。

2月8日查房：患者诉昨日夜间解黄色水样便1次，伴少量粪渣，肛门少量排气，仍腹痛、腹胀，恶心、呕吐稍缓解，禁食水，小便量少，夜寐欠安。查体见腹膨，左侧腹部压痛（+），反跳痛（-），肠鸣音亢进，双下肢无水肿，NS（-），舌质淡，苔薄白，脉弦紧。

患者昨夜解黄色水样便1次，伴少量粪渣，肛门少量排气，仍腹痛、腹胀，恶心、呕吐稍缓解，表明梗阻症状尚未解除，且腹部开放性损伤伴腹内器官多次手术，致粘连性肠梗阻。

治疗上继续持续胃肠减压、止吐、抗感染、补液、能量支持等对症治疗。中医继续以行气导滞、理气通便之剂口服、灌肠治疗，以解除梗阻。方药同前，并配合中药外敷，以促进肠道蠕动。

2月9日查房：患者诉今晨解黄色水样便1次，伴少量粪渣，肛门少量排气，腹痛、腹胀较前稍有缓解，时有恶心、呕吐，小便量少，夜寐欠安。患者24小时尿量共820mL，负压吸引盘引流量共3300mL，临时予以呋塞米注射液20mg静推以利尿，后患者解小便1次，量约210mL。

注意观察尿量及引流量，西医继续予以持续胃肠减压、抑酸、止吐、抗感染、补液、能量支持等对症治疗，禁食、水。中医继续予以行气导滞、理气通便之剂口服、灌肠治疗，方药同前，并配合中药外敷，以促进肠道蠕动。

2月11日11：37查房：患者诉昨日下午至今排便3次，均为黄色糊样便，肛门少量排气，腹痛、腹胀稍缓解，恶心、呕吐明显好转，小便调。查体腹部可见一长约20cm陈旧性手术瘢痕，切口未完全愈合，腹稍膨，左侧腹部压痛（+），反跳痛（-），肝脾肋下未及，双肾区叩击痛（-），移动性浊音（-），肠鸣音亢进，双下肢无水肿，NS（-），舌质淡，苔薄白，脉弦紧。

辅助检查：2月11日腹部正位片（站立位）示左上腹部分肠管扩张积气并气液平

面形成，请结合临床随访。

胸部 CT 平扫：两肺微小结节，随访。

患者目前虽有少量排便、排气，但梗阻症状未完全解除。24 小时尿量共 3770mL，负压吸引盘无液体引出。

治疗上西医继续予以胃肠减压、抑酸、止吐、抗感染、补液、能量营养支持、维持电解质平衡等对症治疗，禁食、水。中医继续予以行气导滞、理气通便之剂口服、灌肠治疗，方药同前，并配合中药外敷，以促进肠道蠕动。

2 月 12 日查房：患者诉排便 4 次，黄色糊样便，肛门大量排气，腹痛、腹胀较前明显缓解，无恶心、呕吐，小便调，夜寐安。24 小时尿量共 3190mL，负压吸引盘引流量共 200mL。腹平软，左侧腹部压痛（－），反跳痛（－），肠鸣音正常，双下肢无水肿，NS（－），舌质淡，苔薄白，脉弦紧。梗阻症状较前明显缓解。

今日改禁食、水为流质饮食，注意复查腹部立位片，了解肠道梗阻情况。余治疗同前。

2 月 13 日查房：患者诉排便 3 次、黄色糊样便，肛门有排气，腹痛、腹胀明显缓解，无恶心、呕吐，小便调，夜寐安。查体腹部可见一长约 20cm 陈旧性手术瘢痕，切口未完全愈合，腹平软，左侧腹部压痛（－），反跳痛（－），肠鸣音正常，双下肢无水肿，NS（－）。24 小时尿量共 2900mL，负压吸引盘引流量共 250mL。舌质淡，苔薄白，脉弦紧。

辅助检查：血常规示白细胞 3.36×10^9/L，红细胞 3.58×10^{12}/L，血红蛋白 99g/L，中性粒细胞数 1.60×10^9/L，中性粒细胞比率 47.6%，嗜酸性细胞% 5.1%，血细胞比容 27.8。

生化二号示总蛋白 55g/L，白蛋白 30g/L，尿素 1.24mmol/L，尿酸 76μmol/L，葡萄糖 6.30mmol/L，氯 113mmol/L。C－反应蛋白 14.88mg/L。

嘱患者流质饮食，余治疗同前。

2 月 14 日查房：患者诉排便 6 次、黄色糊样便，肛门有排气，无腹痛、腹胀，无恶心、呕吐，纳可，小便调，夜寐安。查体腹部可见一长约 20cm 陈旧性手术瘢痕，切口未完全愈合，腹平软，左侧腹部压痛（－），反跳痛（－），肝脾肋下未及，双肾区叩击痛（－），移动性浊音（－），肠鸣音正常，双下肢无水肿，NS（－）。舌质淡，苔薄白，脉弦紧。

辅助检查：腹部正位片（站立位）示中下腹部分肠管扩张积气，并见长短不一数个气液平面形成，右下腹见金属吻合线影，双侧腹脂线显示尚清（较 2 月 10 日前片缓解）。见图 2。

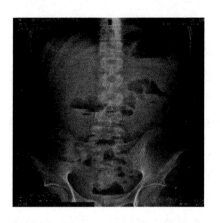

图 2　腹部立位片（2 月 14 日）

患者目前腹痛、腹胀、呕吐等症状较前明显缓解，嘱进流质饮食，适当减少补液量，并继续中药口服及灌肠治疗。

2 月 15 日查房：患者排便、排气正常，无腹痛、腹胀，无恶心、呕吐，纳可，小便调，夜寐安。神清，精神软，腹部可见一长约 20cm 陈旧性手术瘢痕，切口未完全愈合，腹平软，左侧腹部压痛（－），反跳痛（－），肠鸣音正常。现患者症状缓解，予以出院。

中医诊断：肠结（气机壅滞证）。

西医诊断：肠梗阻（粘连性）；腹部开放性损伤伴腹内器官损伤（术后）；腹盆腔积液；肾结石。

分析与讨论：在确定疾病为急性肠梗阻后，进一步分析判断是机械性肠梗阻还是动力性肠梗阻，是单纯性肠梗阻还是绞窄性肠梗阻，是高位肠梗阻还是低位肠梗阻，是完全性肠梗阻还是不完全性肠梗阻，以便进行正确的治疗。不完全性肠梗阻是指肠腔内容物可部分通过梗阻点，腹部 X 片上显示梗阻点以下肠腔内可显示少量积气和积液，梗阻点以上的肠曲扩张程度较重，肠内有较多液气体潴留，因而引起腹痛、腹胀、呕吐等症状。粘连性肠梗阻是指腹部术后壁腹膜与脏腹膜之间，或脏腹膜与脏腹膜之间，或肠管与肠管之间，或肠管与腹壁之间的范围不定的异常粘连或形成纤维索带，可影响肠道的运动功能，导致腹痛、腹胀等症状，严重时可出现肠梗阻乃至肠坏死等危及生命的疾病。

诊断依据：①既往有腹部手术史及术后有类似肠梗阻发作史。②有肠梗阻的症状和体征。③腹部 X 线检查有肠梗阻征象。④部分患者曾手术证实为粘连性肠梗阻。⑤排除其他原因（占位、肠扭转、肠套叠、异物堵塞等）所致的肠梗阻。同时粘连性肠梗阻应与其他急腹症，如急性胃及十二指肠穿孔、急性阑尾炎、急性胰腺炎、急性胆囊炎、泌尿系结石等相鉴别。不完全性肠梗阻的治疗方式包括非手术治疗，如灌肠、胃肠减压、补液、抗生素预防感染、纠正水电酸碱失衡、营养支持等；保守治疗无效的患者则需手术治疗。

中医学认为，粘连性肠梗阻属中医学"肠结"范畴，又名"肠关格"。明代张介宾在《景岳全书·关格》中首次提出"肠关格"病名，明确外伤肠道、气滞血瘀为其病机，曰："阳自阳而阳中无阴，阴自阴而阴中无阳，上下否隔，两顾弗能，上下阻塞不通，上呕吐浊物，中剧痛腹胀如鼓，暴发肠关格病。"明确指出，肠关格是由于外伤肠络，肠道损伤；或虫积阻塞肠道，腑气不通，积滞内阻所致。《医贯》曰"关者不得出也，格者不得入也"，说明上不得入、下不得出的上下闭塞不通是其病理机制。

中医理论认为，肠结的病因与金刃所伤、外感邪气相关，病机系邪毒壅盛，血瘀气滞，痞结不通，不通则痛。术后因外界（包括金刃、坠跌、手术）损伤肠络，渗液为痰，溢血为瘀，痰瘀内积，导致气血亏虚，气血同源，难以互相济生。气虚无力推动血行则致血瘀停滞肠中，血瘀不畅，遇寒则凝，见热则燔，逢湿则郁，肠腑闭塞，气机升降失司。气机通降失和，肠腑不通，不通则痛，始见脘腹部疼痛难忍，如刀绞样。气血停滞于中焦，精气难以升提，浊气不能下降，则见脘腹部胀满如鼓。胃肠气机失于和降，气逆于上，致呕溢水谷，肠络受损。因肠道闭塞，通降失调，传导受阻，则大便闭结难下。患者可见"痛、胀、闭、吐"，以胀为主，腑气不通。"六腑以通为用"，腑气不通，故变证百出。四诊和参，该患者辨证属气滞为主，肠道积滞兼有血瘀，中医治以行气导滞，理气通便，佐以化瘀，而不是一味通里攻下，以免进一步耗伤正气，给予厚朴三物汤加减。

厚朴三物汤出自《金匮要略》。曰："痛而闭者，厚朴三物汤主之。"该方由厚朴、大黄、枳实三味药组成，三药合用，共奏行气消积祛瘀之功。厚朴三物汤重用厚朴为君，旨在行气。尤在泾谓："痛而闭，六腑之气不行矣，厚朴三物汤与小承气同。但承气意在荡实，故君大黄，三物意在行气，故君厚朴。"现代药理研究发现，厚朴三物汤可兴奋肠道平滑肌，降低胃肠平滑肌张力，促进肠蠕动，提高胃肠运动收缩节律性，并可改善肠道微循环，利于肠梗阻的解除。方中厚朴下气除满；枳实行气消痞；大黄苦寒通降，泄热通便，荡涤胃肠实热积滞；郁李仁、麻子仁润肠通便；木香调气；黄连清热燥湿，泻火解毒；当归滋阴养血润肠；槟榔加强行气消胀；可加用中药大黄、芒硝各300g，装入棉布袋内，封闭后平铺脐部，红外线照射棉布袋潮湿或芒硝结块后即予以更换，每日1次。大黄号称将军，有推陈致新、定乱致治之功。如《本经》云大黄"主下瘀血，血闭，寒热，破癥瘕积聚、留饮宿食，荡涤肠胃，推陈致新，通利水谷，调中化食，安和五脏"。芒硝咸苦而寒，具有较强的泄热通便、润下软坚作用。其主要成分为硫酸钠，以硫酸根离子形式存在，为高渗状态，除能吸收一部分空气中的水分外，还能大量摄取腹腔内的渗出液，促进胃肠道功能的恢复。

干燥综合征伴反流性食管炎的中西医诊治思考

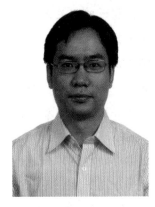

　　来要良，北京市宣武中医医院脾胃科副主任，医学博士，副主任医师，访问学者。师承5位国家级、北京市名老中医，全国中医药创新骨干人才，任7个国家级学会委员、常务委员，京津冀"晨曦60"优秀人才，北京市优秀医师。主持省部级等科研项目9项，发表论文50余篇，主编及参编专著8部。

　　患者金某，女，68岁，因"间断反酸、烧心14年，加重伴恶心呕吐3个月"，于2016年5月17日收入院。

　　现病史：患者14年来反复出现反酸、烧心及胸骨后灼热感，时而反食，不能平卧，进食后加重，时而恶心，伴非喷射状呕吐，呕吐物为胃内容物。3个月前无明显诱因自觉反酸、烧心、恶心、呕吐加重，今晨出现恶心明显，头晕，心慌乏力，为进一步诊治收入我科。

　　刻下症见反酸、烧心及胸骨后灼热感，时而胸骨后灼痛，胃脘疼痛胀满，食后呕吐胃内容物，偶见呕吐咖啡样物，伴呃逆、嗳气、头晕，无视物旋转，时有心慌、胸闷、气短、乏力，平卧位加重，手足不温，手指末端遇冷后苍白，畏寒，下肢肌肉震颤，不能站立，口干眼干，不欲饮水，饮水后欲吐，纳食少，眠差，小便不利，大便量少质稀，时而大便失禁。

　　既往史：干燥综合征、皮肌炎、雷诺病史16年。16年来曾行食管裂孔疝缝合术、腹腔镜下食管裂孔疝修补术加胃底折叠术。2015年11月于北京某医院再次行食管裂孔疝修补术，术后出现器械脱出进入食管，引起消化道出血。多发腔梗病史10余年，肺气肿病史6年。曾使用中药治疗胃食管反流病，效果不佳。

　　查体：体温36.4℃，脉搏80次/分，呼吸18次/分，血压130/60mmHg。消瘦，神清，精神差，双肺呼吸音清，未闻及干湿性啰音，心率80次/分，律齐，舟状腹，全腹无压痛及反跳痛，左季肋部可见一斜行15cm手术瘢痕，肝脾肋下未及，肠鸣音3次/分，双下肢无浮肿。双巴氏征（－）。舌质暗红、有裂纹，无苔，脉弦细无力。

辅助检查：白细胞（WBC）$5.2 \times 10^9/L$，血红蛋白（HB）101g/L，血小板（PLT）$214 \times 10^9/L$，中性粒细胞百分比（NEU%）84.4%，红细胞（RBC）$3.30 \times 10^{12}/L$。二氧化碳分压46.0mmHg，氧分压138.7mmHg。国际标准化比值（INR）0.95，D－二聚体0.54mg/L，纤维蛋白原1.80g/L。B型钠酸钛40.2μg/mL，高敏肌钙蛋白（Tn）11.7μg/mL，肌红蛋白（Mb）31.4μg/mL。葡萄糖（Glu）6.44mmol/L，尿素氮（Bun）10.41mmol/L，超敏C－反应蛋白11.44mg/L。

中医诊断：吐酸（脾肾阳虚证）。

西医诊断：反流性食管炎；上消化道出血；食管裂孔疝术后；胃底折叠术后；干燥综合征；雷诺综合征；肺气肿；腔隙性脑梗死；冠状动脉粥样硬化性心脏病。

入院治疗：禁食，间断吸氧，予抑制胃酸分泌、补充能量、补充电解质等对症治疗。

5月18日9：25：经使用西药后，症状缓解不明显。查房予中药健脾温肾为主，采用真武汤合五苓散治疗。

处方：黑顺片6g，白芍10g，白术10g，干姜8g，茯苓15g，泽泻10g，桂枝6g。3剂，水煎，日2次。

5月19日14：05：患者诉反酸、烧心及胸骨后灼热感稍轻，胃脘疼痛胀满缓解，无食后呕吐，仍头晕，无视物旋转，伴呃逆、嗳气，进食后加重，时有心慌、胸闷、气短、乏力，手足不温，畏寒，口干眼干，偶有头晕，食欲差，大便量少质稀，眠差。血压140/80mmHg。神清，精神可，双肺呼吸音清，未闻及干湿啰音，心率78次/分，律齐，腹软，全腹无压痛及反跳痛，左季肋部可见一斜行15cm手术瘢痕，肝脾肋下未及，肠鸣音3次/分，双下肢无浮肿。双巴氏征（－）。舌暗红、有裂纹，无苔津少，脉弦细。

5月18日辅助检查结果：血常规示白细胞$4.9 \times 10^9/L$，红细胞$3.51 \times 10^{12}/L$，血红蛋白108g/L。

尿常规沉渣示白细胞（高倍视野）0.70/HPF，红细胞（高倍视野）0.70/HPF。

便常规＋潜血示便潜血（－），白细胞未见，红细胞未见。

血清同型半胱氨酸测定（HCY）＋生化全项示白蛋白（ALB）37.9g/L，胆碱酯酶（CHE）5028U/L，尿素氮14.41mmol/L，肌酐（Cre）31.8μmol/L，超敏C－反应蛋白6.86mg/L。动态红细胞沉降率示血细胞沉降率（ESR）33mm/h。

方药同前。

5月21日：患者诉反酸、烧心及胸骨后灼热感减轻，胃脘疼痛胀满缓解，无食后呕吐，仍头晕，无视物旋转，伴呃逆、嗳气，偶尔心慌、胸闷、气短、乏力，手足不温，畏寒，口干眼干，大便量少质稀、日1行，眠差。查体同前。

停用营养支持药物。继用前方5剂。

5月23日：患者诉反酸、烧心及胸骨后灼热感、胃脘疼痛胀满、口干眼干缓解，食欲稍好转，无食后呕吐，头晕稍轻，偶有心慌、胸闷、气短、乏力，手足不温，畏寒，大便量少质稀、日1行，眠差。舌暗红、有裂纹，无苔津少，脉弦细。

考虑阴寒凝聚，阻遏阳气升发，致阴寒隔绝于下，虚阳浮越于上，治以温阳散寒化湿为法。

处方：泽泻6g，桂枝10g，黑顺片10g，白芍15g，白术10g，干姜8g，茯苓15g，炙甘草10g，当归15g。7剂，水煎服。

6月1日：患者诉反酸、烧心、食欲不振、胃脘痛胀症状好转，已经能进食，可以站立，活动后气短乏力。舌暗红、有裂纹，苔少，脉弦细。

考虑肾气亏虚，虚火上炎，治当益气温肾和胃为法。

处方：泽泻6g，桂枝10g，黑顺片10g，白芍15g，白术10g，干姜8g，茯苓15g，黄芪10g，党参15g，升麻6g，葛根6g，酒白芍10g。7剂，日1剂，水煎服。

出院后以理中丸治疗。

分析与讨论：胃食管反流病一般采用调整生活方式，用H-2受体阻断剂、质子泵抑制剂等抑酸药，铝碳酸镁等黏膜保护药，促动力药物，必要时采用神经调节剂进行治疗，症状严重者可采用内镜或腹腔镜下抗反流手术治疗。但本例患者采用标准治疗方案后，疗效不佳，且合并皮肌炎、干燥综合征，食管动力明显下降，采用内镜及腹腔镜手术后效果不佳，为难治性胃食管反流病。

根据症状，本病属中医学"吐酸"范畴，多为情绪异常致肝气郁滞，日久化热，使胃失和降，而出现一系列症状。2017年《中华中医药学会胃食管反流病中医诊疗共识》发布，认为禀赋不足、脾胃虚弱为胃食管反流病的发病基础，认为肝木乘克脾土，胆木逆克胃土，导致肝胃、肝脾或胆胃不和，日久化火，肝胆邪热犯及脾胃，脾胃升降失司，以致胃气夹火热上逆；肝火犯肺，消灼津液，或脾土不足不能生金，导致痰气郁阻胸膈；病程日久，气病及血，因虚致瘀或气滞血瘀。根据本病病因病机，可分为肝胃郁热、胆热犯胃、气郁痰阻、瘀血阻络、中虚气逆、脾胃湿热六型，临床诊疗中六型互为兼夹。

本患者舌红、少苔，及出现的干燥症状极易干扰医师，判断为气阴不足，而采用益气养阴药物治疗，前医多采用此法进行治疗而无效。接诊本患者，直观印象为久病导致眩晕、下肢肌肉震颤，不能站立，想到"太阳病发汗，汗出不解，其人仍发热，心下悸，头眩，身瞤动，振振欲擗地者，真武汤主之"，结合患者为老年女性，先天不足，气虚日久损及真阳，阳气不能达于四末，可见手足不温、畏寒肢冷；心阳不足，心神失养，可见心悸、失眠；阳气不足，气郁不舒而为热，热夹酸上行，故见反酸、烧心；热郁胸中，炼灼食管，则胸骨后灼痛；脾气亏虚，气血化源不足，不能濡养肢体筋肉，故见气短、乏力；阳气不足，不能上荣于脑，故见头晕；脾阳不振，中虚气逆，则见嗳气、恶心、呕吐；肾阳虚不能温化水湿，津液不能上承，故见口干、眼干、舌红少苔；肾阳不足，固摄大便失司，故时有大便失禁；病久入络，可见舌暗；结合脉弦，患者为脾肾阳虚之证，故采用真武汤、理中丸治疗而愈。

反复腹泻——阿米巴肠炎的诊治思考

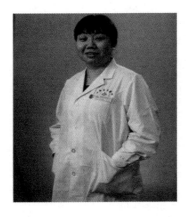

　　吕小燕，山西省中医院脾胃病科副主任医师，广州第一军医大学中西医结合博士，山西中医药大学硕士研究生导师，2018 年度山西省"三晋英才"支持计划青年优秀人才。师从广东省名中医吕志平、周迎春教授，山西名医冯五金教授，在国家级刊物发表论文近 20 篇，主持卫生厅、科技厅省级课题各 1 项，参与科技厅省级课题 1 项。现任中国中西医结合学会消化心身专家委员会秘书，中国中西医结合学会青年委员，中国民族医药学会委员，中华消化心身联盟山西省联盟委员会、山西省医学会消化病学专业委员会、中华炎症性肠病多学科联合诊治联盟山西分联盟等理事。

　　主要研究方向及特长为功能性胃肠病、溃疡性结肠炎、急慢性胰腺炎、萎缩性胃炎、胃肠道息肉等消化系统疾病的中西医结合诊治。

　　患者男，52 岁，主因"腹泻 8 个月"就诊于我院。

　　现病史：1 年前因与他人争吵，生气后出现阵发性上腹部痉挛样疼痛，解黄色稀水样大便、1～2 小时 1 次，伴腹胀不适，就诊于太原市某医院，以肠易激综合征诊治，予黛力新、阿泰宁等治疗，效果一般。

　　后间断就诊于我院门诊予中药治疗，自觉上腹部疼痛症状消失，但腹泻、腹胀无明显改善，同时出现纳差、乏力、肠鸣、头晕、体重进行性下降（1 年内体重下降达 13kg）。

　　胃镜示黏膜未见异常。肠镜示回盲部可见两处溃疡，上附白苔，周边黏膜充血明显。直肠至肛门 15cm 处可见黏膜片状充血糜烂，升结肠、横结肠、降结肠、乙状结肠未见异常。考虑合并溃疡性结肠炎，予艾迪莎、康复新液、中药、黛力新、阿泰宁等治疗后，腹泻症状无缓解。为求进一步诊治再次来我院。

　　既往史：既往在农村工作，有不洁饮食病史。1 年前因事与他人争吵后心情一直处于抑郁状态。否认肝炎、结核病史，否认高血压、糖尿病史，否认手术输血、外伤史。

　　入院时查体：体温 36℃，脉搏 100 次，呼吸 18 次/分，血压 101/73mmHg。神志清楚，精神差，自主体位，查体合作。全身浅表淋巴结未触及肿大，心肺未见异常，腹平软，无压痛、反跳痛，肝脾肋下未触及，肝肾区无叩击痛，肠鸣音4次/分，双下肢不肿。

辅助检查：入院后查血常规提示白细胞计数 $6.6 \times 10^9/L$，血红蛋白 111.9g/L，血小板计数 $129 \times 10^9/L$，中性粒细胞百分比42.9%。血脂、血肾功、空腹血糖、尿常规正常。

血电解质：血钾 3.45mmol/L，钠 136mmol/L，氯 106mmol/L，钙 1.93mmol/L，磷 1.10mmol/L。

肝功：总蛋白 63g/L↓，白蛋白 29.24g/L↓，丙氨酸氨基转移酶（ALT）、门冬氨酸氨基转移酶（AST）、总胆红素（TBIL）、直接胆红素（DBIL）、碱性磷酸酶（ALP）、γ-谷氨酰转肽酶（GGT）正常。

大便常规：棕黄色糊便，黏液（-），潜血（+），白细胞未见/HP，红细胞未见/HP。

肿瘤筛查：甲胎蛋白、癌胚抗原、CA125、CA153、CA 199、CA50 均未见异常。

心电图示窦性心律，心电轴左偏 -80°，左前分支传导阻滞。

胸片示双肺纹理增厚，腹平片未见异常。

腹部彩超示肝、胰、腺未见异常，胆囊体积小，伴壁上固醇样息肉，脾大。

氢呼气试验示乳糖酶分泌正常，无小肠细菌过增长，口盲通过时间延长 120 分钟。

诊疗经过：入院后予莎尔福抗炎、马来酸曲美布汀双向调节肠道等营养支持治疗后，腹泻症状无明显缓解。再次复查肠镜示直肠至回盲部可见散在片状及疣状溃疡，溃疡底部脓苔附着，周边黏膜发红，可见散在自然出血，溃疡间黏膜血管纹理清晰；升结肠取检两块，一块为黏膜组织慢性炎症，伴急性炎症反应；另一块为坏死组织及炎性渗出物，未见阿米巴滋养体，末端回肠未见异常。

影像示：阿米巴肠炎？见图1。

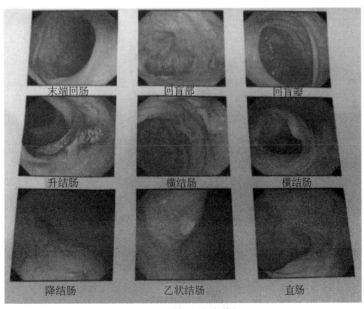

图1 肠镜（治疗前）

复查便常规示：黄色黏液便，黏液（＋），潜血（＋），白细胞（＋）/HP，红细胞（＋）HP，阿米巴可见/HP。

停莎尔福，予甲硝唑（0.4g 口服，1 天 4 次）治疗。

两天后大便逐渐成形，后 1~2 天解 1 次黄色成形大便。

两周后复查便常规：褐色软便、黏液（－）、潜血（－），白细胞未见/HP，红细胞未见/HP，阿米巴未见/HP。

肠镜示直肠可见散在小片状充血，黏膜光滑，血管纹理模糊，降结肠至结肠肝曲可见片状糜烂，底部发红，周围可见皱襞集中，余结肠、阑尾口及回盲瓣未见异常。

影像示结肠炎（阿米巴肠炎恢复期）。见图 2。

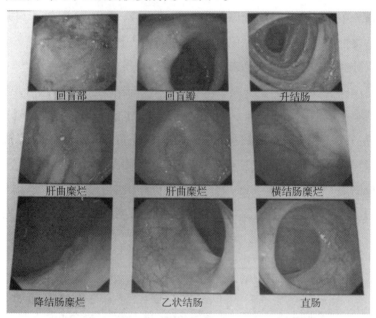

图 2　肠镜（治疗后）

分析与讨论：阿米巴肠炎是溶组织阿米巴所引起的一种慢性传染性寄生虫病，主要侵犯大肠，特别是盲肠及升结肠，其次是直肠、乙状结肠及阑尾，偶可见回肠末端，其他部位更罕见。其感染途径系通过被孢囊污染的食物、饮水或其他饮料等经口进入消化道，在机体抵抗力低下或局部肠黏膜有损伤时，孢囊到小肠下段经胰蛋白酶消化，脱囊而出成为小滋养体（直径 7~20μm）。小滋养体侵入肠壁后，吞噬红细胞转变为大滋养体。大滋养体分泌溶组织酶破坏肠壁组织，侵入肠黏膜及黏膜下层，大量繁殖，破坏肠壁，导致液化性坏死及溃疡形成。临床上典型症状表现为腹痛、果酱样大便伴奇臭、1 日数次或数十次；但大多数患者临床表现不典型，易误诊、漏诊。

本例患者误诊原因考虑与以下因素有关：①临床症状表现不典型。患者 1 日腹泻10~20 次，呈黄色稀水样，无血样便，又有长期心情抑郁病史，与人生气后腹泻症状加重，易误诊为肠易激综合征，后行肠镜示回盲部可见两处溃疡，故考虑合并溃疡性结肠炎。②粪便阳性检出率低。患者外院多次便常规检查未见阿米巴，与没有即时采集新鲜粪便和年轻检验员对阿米巴滋养体形态不熟悉有关。③临床医师经验不足。随着近年来该病在临床发病率中的降低，临床医师常常忽略此病的发生。本患者多次误诊，与临床医师对该病认识不足、没有详细询问患者在农村工作、有不洁饮食病史有关。④对阿米巴病警惕性不高。随着社会经济的发展，供水卫生改善及疾病谱的改变，一些过去的常见病、多发病如阿米巴病较为少见，因而警惕性不高。

综上，对慢性腹痛、腹泻患者，尤其是伴黏液血便、果酱样便患者，鉴别诊断中应考虑肠阿米巴病。应详细询问病史，反复多次行病原虫镜检。

（白兴龙　邢丽颖）

反复腹痛——缺血性结肠炎的诊治思考

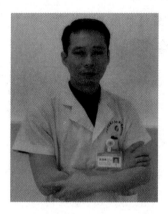

袁海铎，广西中医药大学附属瑞康医院消化内镜中心主任、消化内科二病区副主任，副教授，副主任医师，医学硕士。毕业于广西医科大学，获医学硕士学位，曾到中山大学第一附属医院、四川大学华西医院、复旦大学中山医院进修学习。兼任广西医学会消化内镜学分会常务委员、广西抗癌协会肿瘤内镜学分会常务委员。从事消化内科及消化内镜医疗工作26年，擅长双气囊电子小肠镜、消化道出血内镜治疗，以及消化道支架置入、早期消化道肿瘤及癌前病变内镜诊治、逆行胰胆管造影、内镜黏膜下剥离术及隧道内镜等。

患者男，92岁，因"反复腹部疼痛20余天，再发两小时"，于2014年9月7日11：00急诊入院。

现病史：患者及家属共诉，20多天前开始，患者无明显诱因下腹部疼痛，以脐周疼痛为主，呈持续性胀痛，伴恶心、呕吐胃内容物，无咖啡样物，非喷射性，病后于8月16~29日在我科住院，诊断为缺血性结肠炎；支气管扩张；慢性支气管炎急性发作；痛风；老年性心瓣膜病；心律失常；心房颤动。经抑酸、抗炎、补充电解质、活血化瘀及阿司匹林肠溶片口服抗血小板聚集，以及抗痛风、碱化尿液等处理后，症状好转出院。

两小时前，患者腹部疼痛再发，以脐周疼痛为主，无恶心呕吐，无恶寒发热，无胸痛气喘，无呕血，无解黑便。现再次入院进一步治疗。起病后无明显腹泻及便血。

既往史：8月份住院发现患老年性心瓣膜病；心律失常（心房颤动）。否认其他疾病史。

入院查体：体温36.7℃，脉搏93次/分，呼吸20次/分，血压119/80mmHg。神清，精神差，两肺呼吸音粗，两下肺可闻及少许湿啰音。心律不齐，心音强弱不一，未闻杂音。腹平坦，腹壁稍紧张，患者查体不合作，全腹均有压痛，无反跳痛，肝脾肋下未触及，肠鸣音正常。

入院分析：患者老年男性，亚急性起病，脐周持续性胀痛为主，既往曾有老年性心瓣膜病、心律失常、心房颤动病史。曾于 8 月份住院行腹部 CT 及肠镜检查，诊断为缺血性结肠炎，予活血化瘀及阿司匹林肠溶片口服抗血小板聚集等治疗后，好转出院。

现腹部疼痛再发，结合相关辅助检查。

8 月 17 日胸部及全腹部 CT 平扫示直肠壁局部增厚（图 1、图 2）。

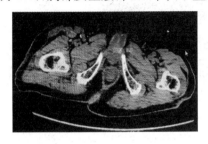 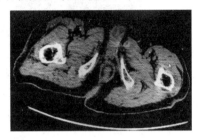

图 1　胸部 CT 平扫结果　　　　图 2　全腹部 CT 平扫结果

电子结肠镜（8 月 18 日本院）示结肠黏膜糜烂，性质待查（缺血性肠病？结肠癌？待病理）。

活检部位：横结肠黏膜糜烂（图 3）。

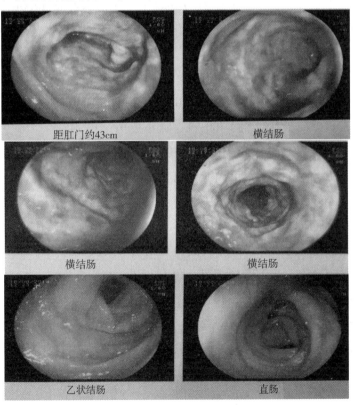

图 3　电子结肠镜结果

病理结果示黏膜充血、出血并糜烂，有大量中性粒细胞、纤维素渗出；脓肿形成（图4）。

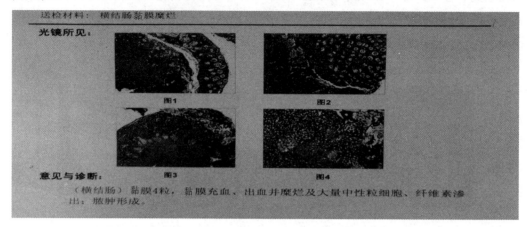

图4　肠镜病理结果

血常规（9月7日）：白细胞 $7.36 \times 10^9/L$，中性粒细胞百分比 82.1%，血红蛋白 122g/L，血小板 $132 \times 10^9/L$。

肝功A（9月8日）：总胆红素 21.9μmol/L，直接胆红素 12.0μmol/L，总蛋白 56.8g/L，白蛋白 24.5g/L。凝血4项、生化急诊、心酶B、尿常规、肾功能未见明显异常。

心电图：异位心律；心房颤动；完全性右束支阻滞；室性异位搏动；ST-T改变。

血常规（9月8日）：白细胞 $15.99 \times 10^9/L$，中性粒细胞百分比 84.7%，中性粒细胞绝对值 $13.55 \times 10^9/L$，血红蛋白 100g/L，血小板 $61 \times 10^9/L$。

血常规（9月16日）：白细胞 $18.66 \times 10^9/L$，中性粒细胞百分比 90.0%，红细胞 $2.94 \times 10^{12}/L$，血红蛋白 93g/L，血细胞比容 28.7%，血小板 $59 \times 10^9/L$，BNP 4662.00μg/mL，PCT 3.00μg/mL。

初步诊断：腹痛查因（缺血性结肠炎？）。

诊疗经过：患者入院后予抑酸、抗炎、补充电解质及抗感染等对症治疗，两天后病情加重，无好转趋势，于9月16日转入ICU行进一步治疗。

为了解病情进展，9月18日再行全腹部CT平扫，结果示：①肺部感染；双肺下叶膨胀不全；双侧胸腔积液。②心脏增大；心包少量积液。③冠脉及主动脉硬化。④腹水；多发游离积气，请结合临床。⑤前列腺钙化灶（图5）。

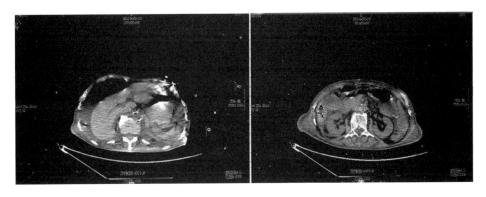

图5　2014年9月18日全腹部CT平扫

结合患者1个多月前的肠镜下表现、病史及此次CT结果，提示感染明显，且腹部多发游离气体。诊断符合缺血性结肠炎，不排除伴有穿孔可能。

转入ICU后予加强抗感染、解痉化痰平喘、改善循环、营养心肌、护胃、纠正贫血、纠正低蛋白血症、补充凝血因子、维持水电解质平衡等对症处理。因病情危重，经家属要求，患者于9月20日转回我科继续治疗。转入后继续加强抗感染治疗、补充电解质、纠正低蛋白血症、解痉平喘等处理。9月28日出现血压下降，神志不清，呼之不应，气促费力，予强心、兴奋呼吸中枢、吸痰等抢救措施，病情未能有效缓解，经抢救无效宣布临床死亡。

最后诊断：缺血性结肠炎并穿孔。

分析与讨论：本例患者为老年男性，既往曾有老年性心瓣膜病、心律失常、心房颤动病史。入院时主要临床表现是腹痛，查体突出的体征是腹肌紧张、全腹压痛。临床上首先考虑缺血性结肠炎。结合肠镜结果结肠黏膜糜烂；病理结果黏膜充血、出血、糜烂及大量中性粒细胞；纤维素渗出；脓肿形成；腹部CT腹水，多发游离积气，诊断"缺血性结肠炎并穿孔"明确。

缺血性结肠炎是患有心脏瓣膜病的老年患者的一种常见病，是因供血不足引起肠壁血流灌注不良所致的相应肠道缺血性损害。本病主要病理基础是局部血管病变、血流量不足或血液的高凝状态，心房颤动、心力衰竭、形成动脉血栓及机械性肠梗阻为本病高危因素。以往资料表明，在总住院人数中，本病占比为0.1%；死亡率极高，为60%～100%。临床上可表现为突发腹痛，随后腹泻、便血，可伴有发热及血白细胞升高，轻者表现为腹痛腹泻和（或）血便，严重者会导致肠坏死、肠穿孔、腹膜炎、感染性休克，进而危及生命。本病若仅黏膜受累，可仅表现为轻度腹泻，整个肠壁受累可有明显的血性腹泻、腹痛等症状，结肠镜检查是最准确、有效的早期诊断方法。轻者可见黏膜质脆、水肿，稍重者可有假膜与溃疡形成，若呈苍白或灰绿色外观而无收缩运动提示已发生肠壁坏死。该患者CT报告及电子结肠镜结果均符合缺血性结肠炎改变。

缺血性肠病包括急性肠系膜缺血、慢性肠系膜缺血、缺血性结肠炎三大类。缺血性结肠炎通常为自限性疾病，局部灌注不足及再灌注损伤均为该病病因，表现为肠道广泛性损伤，通常为节段性，左侧较右侧更常见。右结肠缺血表现不同，预后更差。多为一过性，通常1~3个月缓解，不留后遗症。大部分经内科积极治疗能够痊愈。如果由急性期发展为肠坏疽、腹膜炎或中毒性结肠炎或迁延不愈进入慢性期，肠管坏死致严重狭窄，均需手术治疗。典型症状为痉挛性腹痛，以左下腹为主，多伴有排便感，多在24小时内排出血便，伴有其他恶心呕吐等非特异性症状。缺血性肠病由于发病机制不同于其他急腹症，临床表现不典型，故目前尚缺乏统一的诊断标准，主要依据临床症状及先进的影像学检查。为此，临床上需结合临床表现、实验室检查、影像学及结肠镜等多方面因素加以综合，最终得出诊断。

缺血性结肠炎非手术治疗方法包括禁食水、胃肠减压、全胃肠外营养、静脉应用高效广谱抗生素、扩血管、促进侧支循环等。

经验教训：经过对该病例诊断过程的全面剖析，总结出以下经验。近年来，随着人们生活质量的改善和环境因素的作用，加之人口老龄化，动脉硬化性相关疾病逐渐增多，缺血性肠病发病率呈增高态势。此为严重的急腹症之一，随着年龄增长，病死率随之增高。由于此病发病隐匿，临床症状不典型，缺乏特异性，故鉴别较困难，误诊率高。因此，提高对老年人缺血性肠病的认识至关重要，早期诊断及治疗方能有效。若老年人突发急性腹痛，且无法有效解释，止疼药及吗啡类效果欠佳，且有心血管病史，鉴别困难，症状与体征不相符，对此应高度重视。一旦怀疑此病，应立即行相关检查，病情较轻以内科治疗为主。若腹痛持续不缓解，疼痛剧烈，出现腹膜刺激征，应立刻行急诊介入或手术治疗，以降低死亡率的发生。

克罗恩病并白细胞减少的中西医诊治思考

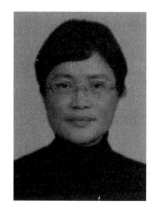

黄柳向，湖南中医药大学第一附属医院脾胃病科主任医师，医学博士，硕士研究生导师。从事临床、教学及科研工作27年，擅长消化系统疾病诊治，对功能性胃肠病、慢性萎缩性胃炎、胃食管反流病及炎症性肠病等有独特的临床思路。主持并参与各级课题10余项，主编及参编医学专著11本，在医学刊物发表论文30余篇。

患者荀某，男，46岁，因"反复右下腹部疼痛5年，再发加重20天"，于2018年1月2日入院。

现病史：患者于2013年4月无明显诱因出现阵发性右下腹部绞痛，右侧卧位稍缓解，进食后加重，伴解黏液软便、量少，排便不尽感、日行2~3次，午后低热，体温37.8℃，乏力，纳差，消瘦，体重1个月下降10kg，无呕吐、胸痛及咳嗽等。到当地医院就诊，考虑急性阑尾炎，于2013年5月行阑尾切除术，但术后症状仍无明显缓解。

2013年7月就诊于中国医科大学附属第二医院，行胃镜示食管溃疡；肠镜示回盲部溃疡，考虑肠结核可能，予异烟肼、利福平、乙胺丁醇、吡嗪酰胺四联抗结核治疗，发热、腹痛有所缓解。2014年2月因白细胞降低（白细胞计数1.7×10^9/L）而停药。

2014年5月就诊于长沙市中心医院（结核专科医院），胸片检查示双肺结核（部分硬结钙化灶）并右上肺空洞，右上肺轻度继发性支扩。肠镜示回盲部溃疡。病理活检示黏膜中度性炎症；灶区腺体轻度非典型增生，诊断考虑肺结核、肠结核可能。

2014年5月7日至6月23日予异烟肼、利福平、乙胺丁醇、吡嗪酰胺、左氧氟沙星、阿米卡星六联抗结核治疗。

6月24日因白细胞低（1.53×10^9/L）停异烟肼、利福平、左氧氟沙星，继服乙胺丁醇、吡嗪酰胺、阿米卡星至2014年8月3日。后复查胃镜示食管溃疡愈合。肠镜仍示回盲部溃疡。

2014年11月右下腹部疼痛反复，且伴发热，在长沙市中心医院复查胃镜示食管近齿状线右侧壁可见不规则浅表性溃疡，大小约1.5cm×0.8cm，表面覆盖白苔，边缘呈不规则隆起，周围黏膜充血、水肿。病检示黏膜慢性炎伴鳞状上皮组织增生。肠镜示回盲部可见一形态不规则溃疡样病变，周围黏膜充血、肿胀、质脆、弹性欠佳，回盲瓣黏膜明显充血、肿胀、稍狭窄。病检示黏膜慢性炎症，未见肉芽肿及瘤细胞。

2014 年 12 月继续抗结核治疗，右下腹部疼痛仍缓解不明显。

2015 年 1 月 17 日到北京协和医院就诊。胃镜示食管下段齿状线上方可见一长约 1cm、略呈 S 形的溃疡。病检示鳞状上皮黏膜呈急性及慢性炎症；鳞状上皮增生。肠镜示回盲部明显变形；回盲瓣口可见不规则溃疡，几乎环半腔；溃疡周围黏膜可见结节增生样改变；回盲瓣破坏；阑尾开口不可见。病检示回盲部炎性渗出物，见肉芽组织及少许平滑肌组织；局灶见纤维增生。特殊染色结果显示抗酸、弱抗酸（-）。

诊断考虑回盲部溃疡性质待定？肠结核？克罗恩病？仍继予抗结核及营养治疗，患者症状缓解出院。

2015 年 4 月病情反复，再次到北京协和医院住院，仍予抗结核及营养治疗，症状缓解后出院。

2016 年 2 月抗结核治疗足疗程停药，停药后右下腹仍时有隐痛。

2017 年 8 月因腹痛加重，到长沙市中心医院住院治疗。复查肠镜示回盲部溃疡性质待定：肠结核？克罗恩病？病检示黏膜重度慢性活动性炎症，并见非典型的肉芽肿形成，请结合临床。因白细胞明显降低，行骨髓穿刺检查。骨髓染色体核型分析报告示未见异常染色体克隆。骨髓活检考虑骨髓增生性改变，请结合临床及其他相关检查综合考虑。白细胞减少原因不明，予以抗感染、升白细胞及营养治疗，症状稍有缓解出院。

2017 年 12 月腹痛再次加重，遂到我院脾胃病科住院。入院症见右中下腹部疼痛、阵发性加重、呈绞痛，肠鸣，纳呆，怕冷，大便色黄、质稀溏、排解不爽、2~3 日一行，无口干口苦，夜寐欠安，无汗，小便尚调。

既往史：既往有酗酒史，2006 年因酒精中毒出现幻听、被害妄想，在当地医院药物治疗（具体不详）缓解。2013 年在当地医院就诊发现白细胞减少，多次外院骨髓穿刺检查未能明确原因，长期口服利可君，效果不佳。近 8 年反复口腔溃疡，有乙肝病毒携带者及阑尾切除术病史。否认高血压病、冠心病及糖尿病等病史，有肺结核病史，无输血及放射性物质接触史。

查体：体温 36.8℃，脉搏 104 次/分，呼吸 20 次/分，血压 102/62mmHg。体形偏瘦，营养欠佳，神志清楚，全身皮肤、巩膜无黄染，无皮下出血点，全身浅表淋巴结未扪及肿大，双侧瞳孔等大等圆、直径 3mm、对光反射灵敏。双肺呼吸音清，未闻及干湿性啰音，心界不大，心率 104 次/分，律齐，各瓣膜听诊区未闻及病理性杂音。腹平坦，腹壁未见静脉曲张，腹部腹肌稍紧张，右侧中下腹部压痛明显，无反跳痛，腹部未扪及包块，肝脾于肋下未触及，无移动性浊音，肠鸣音 4 次/分，双肾区无叩击痛，双下肢无浮肿，四肢肌力、肌张力正常，生理反射存在，病理反射未引出。舌淡红，苔白腻，脉沉弦。

辅助检查：血常规示白细胞 $1.56 \times 10^9/L$，嗜中性粒细胞总数 $1.11 \times 10^9/L$，淋巴细胞总数 $0.24 \times 10^9/L$，红细胞 $4.66 \times 10^{12}/L$，血红蛋白 126.00g/L，血小板 $135 \times 10^9/L$。

尿常规正常。大便常规（−），大便 OB（＋）。大便培养未见志贺、沙门菌生长。

生化全套：肝功能总蛋白 56.30g/L，球蛋白 18.30g/L，余正常。

肾功能：肌酐 49.00μmol/L，余正常。

心肌酶：乳酸脱氢酶 346.00IU/L，余正常。

空腹血糖 3.60mmol/L。血脂、电解质均正常。

胰腺炎筛查试验：淀粉酶、脂肪酶均正常。

超敏 C − 反应蛋白 25.90mg/L。血沉 8mm/h。免疫球蛋白定量 IgG 5.54g/L，IgM 0.26g/L，IgA 1.83g/L，C_3 含量 96.30mg/dL，C_4 含量 36.30mg/dL。

乙肝全套：乙肝表面抗原（−），乙肝表面抗体（＋），e 抗原（−），e 抗体（＋），核心抗体（＋），结核抗体（−）。凝血常规正常。

胃镜示慢性浅表糜烂性胃炎。

2014 年 5 月长沙市中心医院胸部 CT 示双肺结核（部分影结钙化灶）并右上肺空洞；右上肺轻度继发性支气管扩张。结肠镜示回盲部溃疡。病检示黏膜中度性炎；灶区腺体轻度非典型增生。

2014 年 11 月北京协和医院胃镜示食管近齿状线右侧壁可见不规则浅表性溃疡，大小约 1.5cm×0.8cm，表面覆盖白苔，边缘呈不规则隆起，周围黏膜充血水肿。病检示黏膜慢性炎症伴鳞状上皮组织增生。结肠镜示回盲部见一形态不规则溃疡样病变，周围黏膜充血、肿胀、质脆、弹性欠佳，回盲瓣黏膜明显充血、肿胀、稍狭窄。病检示黏膜慢性炎；未见肉芽肿及瘤细胞。

2015 年 1 月北京协和医院胃镜示食管中上段黏膜光滑、呈粉红色，未见糜烂、溃疡及静脉曲张；食管下段齿状线上方可见一条长约 1cm、略呈 S 形溃疡、底净、溃疡边缘黏膜轻度隆起，无出血，周围黏膜呈瘢痕改变。病检见鳞状上皮黏膜呈急性及慢性炎症，鳞状上皮增生，纤维血管轴心上延。肠镜示回盲部明显变形；回盲瓣口可见不规则溃疡、蔓延至盲肠、几乎环半腔、底较干净；部分溃疡底部覆盖黄白苔；溃疡周围黏膜可见结节增生样改变；回盲瓣破坏；阑尾开口不可见。病检示回盲部炎性渗出物；肉芽组织及少许平滑肌组织；局灶见纤维增生。特殊染色结果示抗酸、弱抗酸（−）。

2017 年 8 月长沙市中心医院肠镜示回盲部溃疡性质待定，结核？克罗恩病？其他？

病检示黏膜重度慢性活动性炎症，并见非典型肉芽肿形成，请结合临床。骨髓染色体核型分析报告未见异常染色体克隆。骨髓活检考虑骨髓增生性改变，请结合临床。

中医诊断：腹痛；太阴病（寒饮内停，瘀血阻络证）。

西医诊断：回盲部溃疡性质待定，克罗恩病？肠结核？淋巴瘤？白细胞减少症；慢性胃炎；陈旧性肺结核；阑尾切除术后。

诊治经过：入院后给予培菲康调节肠道菌群，利可君升白细胞，泮托拉唑抑酸护胃，达喜保护胃黏膜，丙氨酰谷氨酰胺修复肠道黏膜及营养治疗。嘱低渣清淡营养半流质饮食。中医治以温阳化饮，祛瘀止痛。方选附子粳米汤加减。

处方：制附片10g（先煎1小时），法半夏10g，淮山药30g，干姜10g，茯苓15g，白术30g，肉桂6g，白芍30g，大枣9g，当归10g，炒水蛭3g，陈皮20g，炙甘草10g。3剂（1月2~4日），水煎，日1剂，分两次服。

2018年1月3日：患者右中下腹部疼痛、阵发性绞痛，肠鸣，大便稀溏。查体腹软，右中下腹部压痛明显，肠鸣音活跃。

胸腹部CT示双肺多发陈旧性病灶；回盲部肠管增厚、渗液；肠腔变窄，请结合肠镜进一步检查；胆囊结石；脾大；前列腺体积增大。拟行肠镜检查（图1）。

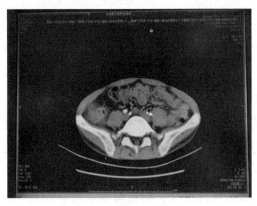

图1　胸腹部CT示意图

1月5日：右中下腹部疼痛稍减，仍阵发性绞痛，下腹胀，肠鸣，大便稀、日行1~2次，怕冷，纳差，乏力，稍口干，夜寐欠安，小便尚调，舌质淡红，苔白腻，脉沉弦。

血常规：白细胞1.52×10^9/L，嗜中性粒细胞总数1.21×10^9/L，淋巴细胞总数0.18×10^9/L，红细胞4.3×10^{12}/L，血红蛋白117.00g/L，血小板122.00×10^9/L。超敏C-反应蛋白46.76mg/L。输血四项均为阴性。

因腹痛难忍，暂拒绝肠镜检查。患者多次肠镜检查提示回盲部溃疡多年，且经抗结核足疗程治疗，病情无明显缓解。既往病检结果未提示淋巴瘤证据，故目前考虑诊断克罗恩病可能。

因白细胞低，且有结核病史，暂予美沙拉嗪1g，口服，每日4次，以抗感染治疗。中医辨证少阴太阴少阳合病（阳虚水饮，气滞血瘀证）。治以温阳化饮，理气化瘀。方用真武汤合四逆散加减。

处方：制附片10g（先煎1小时），干姜10g，茯苓15g，苍术10g，白芍30g，柴胡10g，枳实10g，肉桂6g，黄芪20g，当归10g，水蛭3g，泽泻10g，甘草10g。3剂（1月5~7日），水煎，日1剂，分两次服。

1月6日：患者仍右中下腹部阵发性绞痛，发热，体温38.8℃，乏力，纳呆，口干口苦，夜寐欠安，大便稀溏，肠鸣，舌质淡红，苔白腻，脉弦。

复查血常规：白细胞2.37×10^9/L，嗜中性粒细胞2.06×10^9/L，淋巴细胞总数0.21×10^9/L，血红蛋白123.00g/L，血小板134.00×10^9/L。超敏C-反应蛋白48.51mg/L。PPD（-），患者发热，炎性指标高，考虑存在感染，给予美罗培南抗感染，同时加用脱氧核苷酸升白细胞。

1月8日：右中下腹部阵发性绞痛，仍发热，体温38.6℃，乏力，纳呆，口干口苦，肠鸣，大便稀溏、日行两次，心烦，夜寐不安，无咳嗽，舌质淡红，苔微黄腻，脉弦。中医辨证少阳阳明太阴合病（饮聚成湿，郁而化热）。治以清解少阳，健脾化湿。方用小柴胡汤合甘草泻心汤加减。

处方：柴胡24g，黄芩10g，党参10g，法半夏10g，生姜12g，黄连10g，大枣10g，茯苓15g，桂枝10g，苍术10g，炙甘草20g。4剂（1月8~11日），水煎，日1剂，分两次服。

1月12日：患者无发热，右中下腹部疼痛较前缓解、时胀痛、排便后减轻，大便稀溏、日行2~3次，肠鸣，怕冷，口干口苦，舌质淡红，苔微黄腻，脉弦细。

复查血常规：白细胞1.28×10^9/L，嗜中性粒细胞总数0.80×10^9/L，淋巴细胞总数0.25×10^9/L，红细胞4.06×10^{12}/L，血红蛋白119.00g/L，血小板139×10^9/L。超敏C-反应蛋白24.04mg/L。

肝功能：总蛋白56.70g/L，白蛋白34.10g/L，余正常。

肾功能：肌酐54.00μmol/L，余正常。

蛋白分析：白蛋白59.10%，α_1球蛋白8.90%，α_2球蛋白8.90%，β_1球蛋白7.60%，β_2球蛋白5.60%，γ球蛋白9.90%。

肿瘤全套：铁蛋白442.63ng/mL，余正常。

患者无发热，炎性指标下降，改予拉氧头孢抗感染；粒细胞低，给予重组人粒细胞刺激因子注射液刺激粒细胞生长。

中医辨证厥阴病（寒热错杂证）。治以平调寒热，辛开苦降，方用半夏泻心汤合五苓散加减。

处方：法半夏10g，黄连6g，黄芩10g，党参10g，干姜6g，桂枝6g，苍术10g，茯苓15g，猪苓10g，泽泻10g，炙甘草10g。4剂（1月12~15日），水煎，日1剂，分两次服。

1月16日：患者精神可，稍感右下腹部隐痛，纳可，大便稀溏、日行3~4次，时肠鸣，稍怕冷，夜寐尚安，无发热，稍口干，舌质淡红，苔微黄腻，脉沉弦细。

复查血常规：白细胞7.17×10⁹/L，嗜中性粒细胞6.05×10⁹/L，淋巴细胞0.59×10⁹/L，红细胞4.29×10¹²/L，血红蛋白118g/L，血小板172×10⁹/L。

大便常规：真菌（+），余（-），大便OB（+）。电解质正常。超敏C-反应蛋白6.86mg/L。

停用重组人粒细胞刺激因子及拉氧头孢。

中医辨证厥阴太阴合病（阳虚水饮，寒热错杂证）。治以辛开苦降，温阳利饮。方用半夏泻心汤合真武汤合五苓散加减。

处方：法半夏15g，黄芩10g，黄连6g，干姜6g，制附片6g（先煎半小时），茯苓15g，苍术10g，薏苡仁20g，肉桂3g，猪苓10g，泽泻15g，炙甘草10g。4剂（1月16~19日），水煎，日1剂，分两次服。

1月20日：患者精神可，未诉腹痛，无发热，纳可，夜寐安，无口干口苦，稍怕冷，偶肠鸣，大便稍稀、日行1次。舌质淡红，苔微黄腻，脉弦细缓。

肝功能：总蛋白55.80g/L，余正常。

肾功能：肌酐45.00μmol/L，余正常。

电解质：血钙2.08mmol/L，余正常。大便OB（+）。

中医辨证少阴太阴合病，治以温阳健脾，利水化湿。方用真武汤合五苓散加减。

处方：制附片6g（先煎半小时），干姜6g，茯苓15g，苍术10g，白芍10g，桂枝6g，猪苓10g，泽泻10g，炙甘草6g。3剂（1月20~22日），水煎，日1剂，分两次服。

1月22日：患者精神可，无腹痛。大便稍溏、色黄、日行1次，不怕冷，纳可，夜寐安，小便调，舌质淡红，苔微黄腻，脉弦细缓。腹平软，未扪及包块，无压痛及反跳痛。

血常规：白细胞9.74×10⁹/L，嗜中性粒细胞总数8.75×10⁹/L，淋巴细胞总数0.43×10⁹/L，红细胞4.29×10¹²/L，血红蛋白119g/L，血小板156×10⁹/L。

大便常规OB（±），余（-）。

EB病毒Rta蛋白抗体IgG（-），EB病毒EA-IgA（-），EB病毒壳抗原IgA抗体（-），巨细胞病毒IgM（-）。

肝功能：总蛋白58.50g/L，余正常。血脂正常。电解质正常。超敏C-反应蛋白3.54mg/L，正常。

患者病情缓解，要求出院休养，下次住院再行肠镜检查，予以出院。

带药口服继续治疗：美沙拉嗪 1 次 1g，每日 4 次；培菲康 1 次 0.42g，每日 3 次；肠内营养剂安素续服。中药汤剂继前方，14 剂，水煎服，每日 1 剂，分两次服。嘱低渣、营养、清淡饮食，调畅情志，注意保暖。

患者出院后一直在我院门诊随诊，口服上述西药治疗，间断服用温阳健脾渗湿中药汤剂，病情尚稳定。

5 月 22 日：患者返院就诊，诉 5 日前因饮食不慎且感冒后出现右下腹隐痛，肠鸣，偶咳嗽，咳少量黄白痰，大便色黄呈糊状、日行 1 次，怕冷，无发热及咽痛，无流涕。舌质淡红，苔白腻，脉弦细。

查血常规：白细胞 1.67×10^9/L，嗜中性粒细胞总数 1.05×10^9/L，淋巴细胞总数 0.37×10^9/L，红细胞 4.50×10^{12}/L，血红蛋白 131g/L，血小板 135×10^9/L。超敏 C - 反应蛋白 27.77mg/L。白介素 6 12.67pg/mL。降钙素原正常。

肝功能：总蛋白 65.30g/L，余正常。

肾功能：肌酐 56μmol/L，余正常。

肠镜示盲肠溃疡性质待查；乙状结肠、直肠炎；回盲部延伸至升结肠一巨大溃疡，深凹陷，周围有颗粒样增生，表面有污苔，溃疡旁见一约 1.0cm 隆起，表面充血糜烂。见图 2。

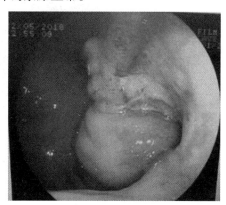

图 2　肠镜示意图

肠镜病理示黏膜中度慢性活动性炎，局部肉芽组织增生，表面见渗出坏死，符合溃疡形成（图 3）。予重组人粒细胞刺激因子升白细胞、美沙拉嗪抗炎、布拉氏酵母菌调节肠道菌群及安素营养治疗。

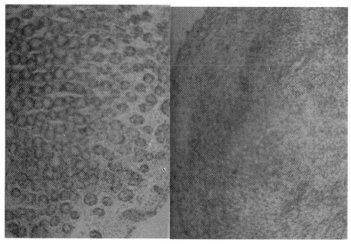

图 3　肠镜病理示意图

中医辨证厥阴病（寒热错杂证）。治以辛开苦降，温中清肠。方用乌梅丸加减。

处方：乌梅10g，黄连6g，黄柏10g，制附片6g（先煎半小时），细辛3g，肉桂3g，当归10g，党参10g，干姜6g，花椒5g，陈皮10g，苍术10g，防风10g，白芍20g。3剂（5月22~24日），水煎，每日1剂，分两次服。

5月25日：患者精神可，诉右下腹部疼痛缓解，但右上腹部间有疼痛、向背部放射，偶咳嗽，少痰，纳可，稍怕冷，大便成形、日行1次，小便调，无发热及呕吐。舌质淡红，苔腻浮黄，脉弦细。

血淀粉酶、脂肪酶均正常。胸部CT示双上肺、右下肺多形性病灶，考虑陈旧性肺结核。右肺中叶内侧段支气管轻度扩张并周围少许炎症。腹部CT结果大致同前，回盲部肠管壁增厚，肠腔狭窄（见图4）。超敏C-反应蛋白、白介素6炎性指标偏高，考虑可能为胆囊炎发作，故予莫西沙星抗感染。

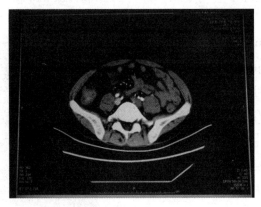

图4　腹部CT示意图

中医辨证为少阳太阴合病（肝胆气滞，脾虚湿蕴证）。治以疏肝理气，健脾燥湿。方用小柴胡汤合平胃散加减。

处方：柴胡12g，黄芩10g，党参10g，法半夏10g，厚朴10g，苍术10g，陈皮10g，白芍15g，延胡索10g，黄连6g，川楝子10g，郁金10g，炙甘草6g。4剂（5月25~28日），水煎服，每日1剂，分两次服。

5月29日：患者精神可，无腹痛，纳可，夜寐安，大便成形、日行1次，小便调。舌质淡红，苔薄腻，脉弦细缓。

血常规：白细胞5.74×10^9/L，嗜中性粒细胞总数4.85×10^9/L，淋巴细胞总数0.44×10^9/L，红细胞4.62×10^{12}/L，血红蛋白132.00g/L，血小板147.00×10^9/L。白介素6 4.54μg/mL。超敏C-反应蛋白4.19mg/L，降钙素原<0.05μg/mL。

肝功能：总蛋白60.90g/L，球蛋白17.40g/L，谷草转氨酶41.70IU/L，余正常。

肾功能：肌酐58.00μmol/L，余正常。电解质正常。

中医辨证为太阴病（脾胃虚寒证）。治以温中健脾固本为主。方用理中汤加味。

处方：党参 15g，白术 10g，干姜 6g，茯苓 15g，肉桂 3g，白芍 10g，炙甘草 6g。7 剂，水煎，日 1 剂，分两次服。

美沙拉嗪已服用 4 个月，虽临床症状缓解，但肠镜结果诱导缓解疗效不佳。因目前患者白细胞低，且有结核病史，故升阶梯治疗无法实施。考虑病灶局限于回盲部，故与患者及家属沟通，建议手术治疗。因患者籍贯为哈尔滨，妻子在当地做生意，不便照顾，要求回当地医院手术治疗。

3 个月后电话随访，患者已在哈尔滨市人民医院手术治疗，最终病检诊为克罗恩病。

最后诊断：克罗恩病。

分析与讨论：克罗恩病（crohn's disease，CD）是一种以肉芽肿性透壁性炎症为特点的慢性非特异性炎症性疾病，临床以腹痛、腹泻、腹块、瘘管形成和肠梗阻为特点，可伴有发热、营养障碍等全身表现，以及关节、皮肤、眼、口腔黏膜、肝等肠外损害。病变多见于末端回肠和邻近结肠，呈节段性或跳跃式分布。大多数患者呈反复发作与迁延不愈的自然病程，是公认的难治性疾病。

本病的发病年龄多在 15～30 岁，既往欧美多见，近年来随着生活方式的改变，诊断技术的提高，我国的发病率有逐年上升趋势。本病病因及发病机制尚不明确，可能与环境、遗传、感染、免疫等多方面因素有关。2016 年欧洲克罗恩病和结肠组织（ECCO）明确提出："引起克罗恩病的特殊原因仍未明确，短期揭示其确切发病机制的可能性较小，且目前尚无有效的对因治疗方案。"因此，本病目前尚无理想的根治方法。治疗方案的选择多建立在对病情进行全面评估的基础上，药物治疗主要包括 5-氨基水杨酸、激素、免疫抑制剂、生物制剂等。若出现肠腔狭窄、梗阻、瘘管等并发症时，可能需要手术治疗。本病的治疗目标最初为临床缓解，后主张达到黏膜愈合。近年来，深度缓解作为一个新的目标被提出，在国外已得到广泛接受并应用于疾病评估。治疗本病常用的四类药物中，5-氨基水杨酸在美国指南中提示为治疗轻中度结肠 CD 有效。因此，5-氨基水杨酸在结肠累及者中使用率高，符合指南推荐。对无并发症的非狭窄、非穿透患者临床上多采用经典的"升阶梯"治疗方案，即首先使用副作用小的 5-氨基水杨酸。对于已不属于疾病早期的狭窄患者，理论上应使用免疫抑制剂或/和生物制剂（中国仅有英夫利昔），以提高黏膜愈合率。然而这些药物的不良反应发生率较高，患者有时达不到应用条件。此时可先用 5-氨基水杨酸等，待条件符合，再加免疫抑制剂或/和生物制剂。

糖皮质激素用于中重度及 5-氨基水杨酸不能控制的 CD，是诱导活动期 CD 缓解的一种高效药物。但此药有较多的不良反应，且反复或长期使用激素易出现激素抵抗或依赖。对激素抵抗或依赖的患者需及时选用免疫抑制剂或生物制剂等进一步治疗。

硫唑嘌呤对激素依赖或激素难治性 CD 的维持缓解有效，在"升阶梯"方案中，硫唑嘌呤可用于激素不能控制的中重度 CD。较高的有效性，使硫唑嘌呤成为使用最多的免疫抑制剂。但因不良反应的高发生率，硫唑嘌呤的实际应用会受到诸多条件限制，如必须控制各种细菌或病毒感染、缓解肠梗阻、改善患者营养状况、保持白细胞在正常范围等。

英夫利昔治疗 CD 安全且高效，对于诱导缓解和维持缓解均有效，但肠梗阻是其禁忌证。

随着生物制剂的出现，"降阶梯"治疗已成为 CD 药物治疗的新模式，并日益受到重视。诊断时年龄小于 40 岁、合并肛周疾病、第一次需要激素才能缓解疾病活动性三因素预示 5 年致残性。因此，这部分患者接受"降阶梯"治疗方案，有望长期获益。有证据表明，部分高危患者采用"降阶梯"方案，可促进病变黏膜愈合，降低并发症的发生率和手术率，并延缓病变复发。但生物制剂价格昂贵，且担忧"感染"和"肿瘤"风险，故为医生施治的难题。

中医古籍中尚无与克罗恩病对应的病名，根据其临床表现，活动性克罗恩病可属于中医学"腹痛""泄泻""积聚""便血"等范畴。本病发生主要与饮食不节、感受外邪、情志不畅及久病体虚等因素有关。上述诸多因素导致脾胃运化失健，小肠分清别浊功能失司，大肠传导失常而致泄泻，病位主要在脾。可因土虚木乘而成脾虚肝郁之症，或火不暖土而出现脾肾两虚。若肝脾两伤，气滞血瘀，"不通则痛"则可形成"腹痛"，病久渐成"积聚"。若湿郁化热，热伤阴络，或脾气亏虚，不能统血则可导致便血等。

本病病机虽复杂，但基本病机变化为脾胃受损，湿困脾土，肠道功能失司，病位在肠，脾失健运是关键，同时与肝肾关系密切。如《景岳全书》曰："肾虚弱之辈，但犯生冷极易作痢。"《医宗必读·痢疾》曰："是知在脾者病浅，在肾者病深。肾为胃关，开窍于二阴，未有久痢而肾不损者。"目前尚无克罗恩病的中医治疗指南，多参照溃疡性结肠炎辨证分型论治：①大肠湿热证（以腹泻、腹痛，黏液脓血便、里急后重，舌苔黄厚或腻，脉滑数或濡数为主要证候），治以清热化湿，调气行血。方用芍药汤加减。②脾气虚弱证（以腹泻便溏、有黏液或少量脓血，腹部隐痛喜按，肢体倦怠，舌质淡胖或有齿痕，脉细弱或濡缓为主要证候），治以健脾益气，化湿升阳。方用参苓白术散加味。③肝郁脾虚证（以腹痛泻下多因情绪紧张而发作，腹痛则泻、泻后痛减，胸胁胀闷，急躁易怒，脉弦或弦细，舌质淡红，苔白为主要证候），治以疏肝理气，补脾健运。方用痛泻要方合四逆散加减。④脾寒肠热证（以大便溏黏或夹脓血黏冻，腹痛绵绵、喜温喜按，饥不欲食，舌质淡或淡红，舌苔白腻带黄，脉细缓或濡软为主要证候），治以温脾清肠，通阳和血。方用乌梅汤加减。⑤脾肾阳虚证（以久泻清稀，或伴完谷不化或五更泻，脐腹冷痛、喜温喜按，腰膝酸软，或形寒肢冷，舌质淡胖，苔白润或有齿痕，脉沉细或尺脉弱为主要证候），治以温肾补脾，固肠止泻。方用理中汤合四神丸。⑥阴血亏虚证（以大便燥结或干便带赤白黏冻，便意频作，但排便不爽或虚坐努责，午后低热，或五心烦热，舌红少苔，或薄黄干苔，脉细数为主要证候），治以滋阴养血，益气健中。方用驻车丸合八珍汤加味。临床上很难见到单一证型患者，一般为多种证型并见或不断转化。缓解期多见脾虚肝郁证或寒湿内蕴证。疾病反复发作，日久不愈，则往往以脾胃虚弱证，甚至脾肾阳虚证多见。腹泻、便血明显者，耗阴伤血，亦可见阴血亏虚证。因此，临床上应四诊合参，周密考虑，随症加减，灵活把握补脾与祛邪、调气与行血、导滞与固涩之间的关系。此外，尚可配合中成药治疗、局部给药治疗和针灸治疗等。

本例患者白细胞低，且有结核病史，无法升级激素、免疫抑制剂及生物制剂治疗，因此我们采用联合中医药治疗。本例的中医治疗特色在于六经辨证。一诊患者表现为右中下腹部阵发性绞痛，怕冷，肠鸣，便稀，苔白腻，脉沉弦，辨属太阴病，为脾胃阳虚、寒饮滞腹、寒气奔迫、气滞血瘀所致。《金匮要略·腹满寒疝宿食病脉证》第10条云："腹中寒气，雷鸣切痛，胸胁逆满，呕吐，附子粳米汤主之。"其辨证要点为"腹痛肠鸣，痛在下腹，里虚寒者"，与本例症见暗合，故选用附子粳米汤加减。方中附子温里散寒以止腹痛，半夏降逆化饮，无粳米用怀山药代，怀山药、大枣、甘草补益脾胃以缓急迫。加肉桂、干姜以助附子温阳散寒，白术、茯苓以利水饮，白芍、当归、水蛭调和营血，祛瘀止痛，所谓"调气则后重自除，行血则便脓自愈"。二诊见前方效果不著，思虑是否辨证准确？患者腹痛阵发性加重，稍口干，夜寐欠安，脉弦，而疼痛部位为肝经循行路线，可能合并少阳病，于是改用真武汤合四逆散加减。《伤寒论》第316条云："少阴病，二三日不已，至四五日，腹痛，小便不利，四肢沉重疼痛，自下利者，此为有水气。其人或咳，或小便利，或下利，或呕者，真武汤主之。""自下利"可以是大便溏，加上"四肢沉重"，为脾肾阳虚、气化不利、水饮内盛所致。《伤寒论》第318条云："少阴病，四逆，其人或咳，或悸，或小便不利，或腹中痛，或泄利下重者，四逆散主之。"四逆散条文冠以少阴病之称，但以方测证，当为少阳方。四逆散可调畅气血，理气机之升降，多用于少阳证易伴见太阴病者。三诊患者出现发热，经用美沙拉嗪抗炎、美罗培南抗感染，体温控制仍不理想，仔细问诊，患者发热伴口干口苦，纳呆，夜寐不安，更确定"少阳病"的存在，果断应用小柴胡汤合甘草泻心汤加减，药后患者症状明显缓解。之后，先后使用半夏泻心汤、真武汤、五苓散、乌梅丸及理中汤加减，或清或温或利，时时固护阳气而扶正气，并注意疏肝解郁，行气活血。现代医家多认为，湿邪内蕴、气血壅滞、脾肾亏虚为本病发病的关键，湿邪内蕴为其标实，脾肾亏虚为其本虚，二者互为因果，形成恶性循环。如《外科正宗》所云"肠痈者，皆湿热瘀血流于小肠而成也""疮全赖于脾土"。无论脏腑辨证抑或六经辨证，其实殊途同归。

笔者发现，临床上CD证候多虚实相兼，或寒热错杂，需仔细辨证，根据寒热虚实的偏盛，灵活运用方药。寒热错杂证，若热偏重者笔者，一般用泻心汤类方加减；肠鸣重、便稀者，常合用苓桂术甘汤（若口渴则合用五苓散）加减；寒偏重者，用乌梅丸（若痛则欲泻、泻后痛减者，则合用痛泻要方）加减；若兼见少阳证，笔者喜用柴胡桂枝干姜汤加减。

中医学以中医基础理论为指导，辨别疾病"虚、实、寒、热"分型治之，突出中医药整体观及辨证论治的特色，往往在提高疗效、减少复发和控制并发症等方面具有相对优势。

中医治疗CD的优势：①活动期通过清热化湿、调气和血，能够诱导临床缓解。②清化温通结合调肝健脾，可以有效缓解腹痛；缓解期通过健脾补肾，兼以清肠化湿，可以维持病情缓解，防止反复发作。③CD患者多伴有不同程度的营养不良，应用益气健脾法可以改善消化功能，提高营养吸收利用，还能帮助诱导和维持疾病的缓解。④健脾益气中药能调整肠道菌群失衡，并保护肠黏膜屏障，以降低CD炎症发展过程的驱动因素。⑤适当加用抗癌消癥作用的中药，有可能逆转不典型增生，降低CD癌变概率。

CD的病因及发病机制并不单一，目前临床药物主要针对免疫系统。此类药物治疗时常有药物应答或药物抵抗情况。而中医药治疗本病是多靶点治疗，笔者多年临床发现，中西医结合治疗CD，在改善临床症状方面确实优于单纯西药治疗，但能否达到更高的治疗目标"黏膜愈合"，甚至"组织学的深度缓解"进而改变CD的自然病程，仍需深入研究和探索。

本例患者经美沙拉嗪联合中医药辨证治疗，虽临床症状明显缓解，但复查肠镜并未达到诱导缓解。考虑患者病灶局限于回盲部，且无法"升阶梯"治疗。加之患者白细胞明显减少的原因不明，虽病检未检查到肿瘤细胞，但淋巴瘤早期诊断困难，我们又不能排除"淋巴瘤"的担忧，故最终与患者及家属沟通行手术治疗。

呕血及解黑便——胃 MALT 淋巴瘤的诊治思考

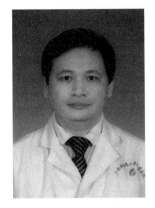

徐哲锋，广西中医药大学附属瑞康医院消化内科副主任医师、副教授，硕士研究生。毕业于广西中医药大学，从事脾胃病临床、教学和科研 20 多年，能够熟练操作胃镜、肠镜进行消化道检查及镜下治疗。擅长使用中医及中西医结合方法治疗慢性胃炎、胃癌前病变、消化性溃疡、反流性食管炎等消化系统疾病。

患者关某，男，53 岁，因"呕咖啡样物及解黑便 9 天"，于 2011 年 10 月 9 日入院。

现病史：患者自诉 9 天前因饮酒后出现呕吐。呕吐为咖啡样物，伴有胃内容物，当中混有少许血块，非喷射状，量约 300mL。当时自觉头晕、乏力、心悸，无视物旋转，无晕厥，无胸闷、气促，无恶寒、发热等，随后解 1 次黑色稀烂便、量不详，无腹痛，无腹胀。当时即至当地人民医院住院治疗，行胃镜示胃底、胃体黏膜结节样隆起，性质待查。经予抑酸、护胃、止血等对症处理后好转出院。此后一直未有呕吐及解黑便。现为进一步诊治来我院就诊而收住院。

既往史：1996 年确诊高血压病，平时使用硝苯地平片控制血压，血压控制尚可。无其余特殊病史。

体格检查：体温 37.1℃，脉搏 92 次/分，呼吸 20 次/分，血压 108/74mmHg。神清，精神可，贫血貌，皮肤黏膜、巩膜无黄染，两肺呼吸音清，未闻及干湿性啰音。心率 92 次/分，律齐，各瓣膜听诊区未闻及杂音。腹平软，未见静脉显露或曲张，全腹无压痛及反跳痛。肝脾肋缘下未触及，墨菲征（－），肝区及双肾区无叩痛，移动性浊音（－），肠鸣音正常。双下肢无水肿。

辅助检查：入院后检查血常规。白细胞 $5.67 \times 10^9/L$，中性粒细胞百分比 72.9 %，红细胞 $2.62 \times 10^{12}/L$，血红蛋白 78 g/L，血细胞比容 23.2 %，血小板 $205 \times 10^9/L$。

肝功能：总蛋白 50.0 g/L，白蛋白 32.1 g/L，球蛋白 17.9 g/L。凝血 4 项、尿常规、电解质、肾功能、空腹血糖、肿瘤抗原 6 项、心电图等均未见明显异常。

胃镜（10月2日当地医院）示胃底、胃体黏膜结节样隆起，性质待查。病理活检结果具体不详。

初步诊断：上消化道出血；胃癌？淋巴瘤？

诊治经过：10月10日行无痛超声胃镜检查，镜下可见胃底、胃体四周黏膜层、黏膜下层、黏膜肌层明显不规则增厚，部分黏膜呈结节状隆起，伴溃疡形成，胃壁僵硬，蠕动差。给予行大块组织活检。超声胃镜诊断胃淋巴瘤可能性大（待病理，图1～图4）。

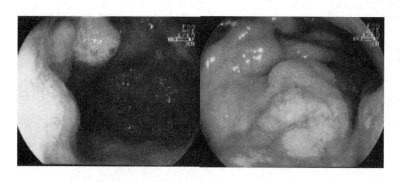

图1　超声胃镜结果（1）　　图2　超声胃镜结果（2）

（注：胃镜可见胃底、胃体四壁黏膜潮红肿胀，伴溃疡形成，部分黏膜呈结节状隆起，胃壁僵硬，蠕动差）

图3　超声胃镜结果（3）　　　　图4　超声胃镜结果（4）

（注：胃底、胃体四周黏膜层、黏膜下层、黏膜肌层明显不规则增厚）

10月11日行中上腹部CT平扫＋增强：胃底部胃壁不规则增厚，考虑：①胃淋巴瘤伴腹腔、腹膜后淋巴结浸润？胃癌伴腹腔、腹膜后淋巴结转移？请结合临床。②肝脏多发囊肿。③左肾多发小囊肿。

10月19日我院胃镜病理结果报告胃（底、体）黏膜固有层淋巴组织增生，固有腺体破坏，见少许淋巴上皮病变，淋巴组织累及黏膜肌层。免疫组化增生的淋巴组织 CD20（＋），bcl－2（＋），CD_{21}（＋），CD_3（散在＋），IgM（＋），IgA（＋），CD_3^4（散在＋）；余 CK、IgG、CD_{10}、CD_{23}、Kappa、Lambda 均（－），Ki－67（＋5%～10%）。特染 Hp（－）。

结合临床病史及免疫表型，考虑淋巴结外边缘区 B－细胞淋巴瘤（MALT 淋巴瘤），建议治疗后复查（图5、图6）。

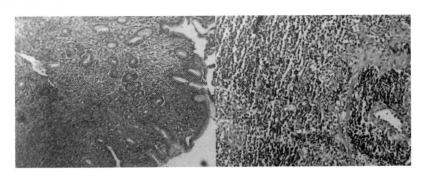

图5 胃镜病理（1）   图6 胃镜病理（2）

注：胃镜病理提示淋巴结外边缘区B–细胞淋巴瘤（MALT淋巴瘤）

综合现有证据，考虑该患者为胃MALT淋巴瘤，治疗上予泮托拉唑钠抑酸，联合克拉霉素分散片及阿莫西林胶囊抗HP，L–谷氨酰胺颗粒保护胃黏膜，复方苦参注射液清热凉血，生脉注射液益气养阴等。经治疗，患者无腹痛腹胀，无反酸嗳气，无恶心呕吐，无腹泻，无解黑便，无恶寒发热等，食欲、睡眠可，大小便正常。症状好转，予办理出院。

最后诊断：胃MALT淋巴瘤。

分析与讨论：本例患者因呕咖啡样物及解黑便9天，以上消化道出血为首发症状而入院。当地医院及我院行胃镜检查均提示胃底、胃体黏膜粗大肿胀，呈结节状隆起，镜下表现可见肥厚性胃炎、胃淋巴瘤、胃癌、嗜酸细胞性胃肠炎等疾病。本病例根据患者的病史、症状体征、CT、胃镜及病理结果，最终明确诊断为胃MALT淋巴瘤。

淋巴瘤是造血系统的恶性肿瘤，根据发生部位可分为淋巴结内淋巴瘤和淋巴结外淋巴瘤。胃肠道是淋巴结外淋巴瘤最常见的部位。胃肠道黏膜相关淋巴组织型淋巴瘤简称胃MALT淋巴瘤，是胃非癌恶性肿瘤中最常见的类型，约占原发性胃肿瘤的5%。它发生于胃淋巴网状组织，属于淋巴结非霍奇金淋巴瘤的一种。多见于中老年人，近年来有年轻化趋势。

本病发病原因尚未完全明确。1991年Parsonnet等在研究中发现，MALT淋巴瘤患者的HP（幽门螺杆菌）感染率高，并且有医生在观察到胃低度恶性MALT淋巴瘤在根除HP治疗后病变出现消退。这些证据支持部分MALT淋巴瘤可能与HP感染有关，但是确切的机制尚不清楚。HP感染人数虽然众多，可是发生胃恶性淋巴瘤的却很少，所以存在其他因素也参与的可能，如自身免疫的特点等。胃MALT淋巴瘤以腹痛为主要临床表现，也可表现为腹部包块、恶心、呕吐、大便性状改变、黑便、血便、纳差等消化系统症状，同时可伴有乏力、发热、消瘦等全身症状。部分胃MALT淋巴瘤并无特异性临床表现，故行病理检查前易与其他消化系统疾病及恶性消化道肿瘤等混淆。

因此，临床上初期对 MALT 淋巴瘤的误诊率极高。其胃镜下多表现为胃腔黏膜粗糙、肿胀潮红、肥大，部分黏膜呈结节状隆起，伴溃疡形成及胃壁增厚、僵硬等，诊断主要依靠病理活检，但阳性率低，联合超声胃镜引导下进行多点、多次和深凿活检，或使用圈套器将黏膜及黏膜下组织提起后切割活检，并结合免疫组织化学可以提高诊断率。因此，对于疑似患者，如果单次活检不能明确，需采用放大染色胃镜、超声胃镜等多种技术手段，并多次取活检，但仍有部分患者最终需手术明确。胃 MALT 淋巴瘤的治疗首先采用根除 HP 的原则，其他手段包括放疗、化疗和手术等，目前趋向于以化疗为主的综合治疗方案。

反复解暗红色血便——Meckle 憩室并出血的诊治思考

广西中医药大学附属瑞康医院　　徐哲锋

患儿董某，男，10 岁，因"反复解暗红色血便 1 年余，再发 8 小时"，于 2020 年 2 月 1 日 18 时入院。

现病史：患儿及家属诉，患儿 1 年多前曾因解暗红色血便，于 2018 年 5 月 1～8 日在我科住院治疗。当时行肠镜示全大肠黏膜未见器质性病变。胃镜示食管、胃、十二指肠黏膜未见器质性病变。全腹部 CT 平扫＋增强示脾脏增大。当时经给予止血、补液等治疗后患儿出血停止，家属拒绝行小肠镜检查，予以出院。出院诊断消化道出血（小肠出血？）。

其后未再有出血症状。直至 2020 年 2 月 1 日上午约 10 时患儿无明显诱因下又出现解暗红色血便 1 次、量约 250mL、质地烂，伴头晕、乏力，无呕血，无腹痛、腹胀，无晕厥、出冷汗，无胸闷、心悸，无二便失禁，无畏寒发热。发病后至我院门诊就诊，门诊以"消化道出血"收入院。

体格检查：体温 36.3℃，脉搏 110 次/分，呼吸 20 次/分，血压 101/73mmHg。神志清楚，贫血貌。双肺呼吸音清晰，双侧肺未闻及干湿性啰音，心相对浊音界无扩大。心率 110 次/分，律齐，心音正常，各瓣膜听诊区无杂音。腹平坦，腹壁柔软，全腹无压痛、反跳痛，未触及包块，肝脏肋下未触及，墨菲征（－），脾脏肋下未触及。叩诊呈鼓音，肝区无叩击痛，脾区无叩击痛，腹部无移动性浊音。无明显肾区叩击痛，肠鸣音活跃、8 次/分、无气过水音，未闻及血管杂音。

辅助检查：血常规示白细胞 $6.78 \times 10^9/L$，红细胞 $3.41 \times 10^{12}/L$，血红蛋白 97g/L，血小板 $368 \times 10^9/L$。

粪便常规隐血（＋），红细胞（＋＋）/HPF↑，隐血（＋＋＋）↑。心电图示窦性心动过速。

肝肾功能、电解质、凝血功能未见明显异常。感染 8 项、尿常规未见明显异常。

初步诊断：消化道出血（小肠出血？）。

诊治经过：2 月 3 日行结肠镜检查，顺利插至回肠末段 15cm。回肠末端可见鲜红色血迹，全结肠均可见红色血迹，但经反复冲洗观察，未能发现活动性出血病灶。

结肠镜诊断：①小肠出血？②全大肠黏膜未见明显器质性病变（图 1～图 4）。

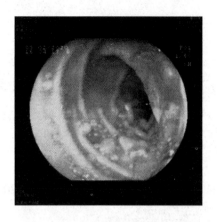

图1 结肠镜回肠末端

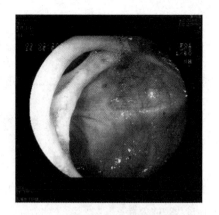

图2 结肠镜回盲部

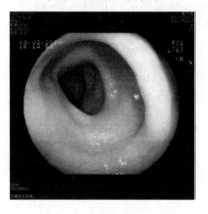

图3 结肠镜乙状结肠

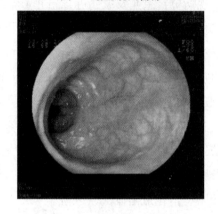

图4 结肠镜直肠

患儿行结肠镜后,于2月3日晚约21:00又解暗红色血便,夹有血块约200g。

复查血常规(2月3日):白细胞6.09×10^9/L,红细胞2.40×10^{12}/L,血红蛋白70g/L,血小板327×10^9/L,予输注O型Rh阳性去白红细胞4U。

2月4日行经肛小肠镜检查,循腔进镜至回肠中段后退镜,术中见小肠黏膜光滑,肠腔通畅,未见明显异常。升结肠近回盲部见散在点片状黏膜发红灶、呈类圆形、约$0.2cm \times 0.2cm$,界限清楚,部分呈凹陷样改变,但未见明显出血,予钛夹夹闭部分病灶。其余大肠各肠段未见明显异常。小肠镜诊断升结肠血管畸形? +钛夹夹闭(图5~图8)。

因未能明确消化道出血原因,2月5日再次行全腹CT平扫+增强,结果示盆腔右侧部相当于回肠远段局部肠管壁可见窄颈、长囊袋状膨凸,长约32mm,囊壁稍厚,动脉期明显强化,并持续强化,囊腔内见积气积液,周围脂肪间隙尚清晰。

全腹CT诊断:①考虑回肠远段憩室并感染。②脾大。③盆腔积液(图9、图10)。

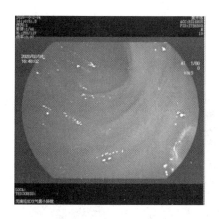

图5 小肠镜回肠中段

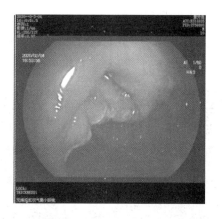

图6 小肠镜回盲部

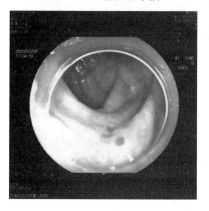

图7 小肠镜升结肠血管畸形?

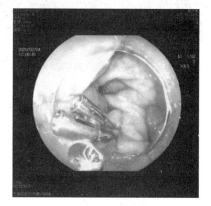

图8 小肠镜升结肠钛夹封闭术

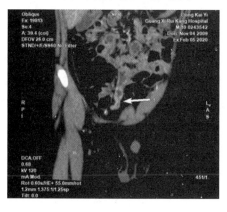

图9 全腹CT（1）

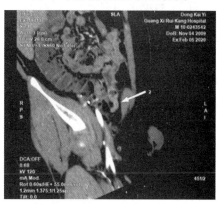

图10 全腹CT（2）

  由于患儿的小肠镜检查结果与腹部CT检查结果不完全相符，出血的原因仍未能明确，于是2月6日邀请我院胃肠外科、小儿外科、介入科、影像科行多学科大会诊。会诊意见考虑小肠憩室出血的可能性大，不除外其他原因出血，建议转外科行手术治疗，必要时可行术中小肠镜辅助探查。

　　患儿转胃肠外科，于2月7日行腹腔镜手术，术中见小肠憩室位于回肠下段，距回盲部约1m，未见明显腹腔积液，检查其余段小肠未见异常，腹腔内胃及其他重要脏器未见明显病变。予行腹腔镜下小肠憩室切除术（图11、图12）。

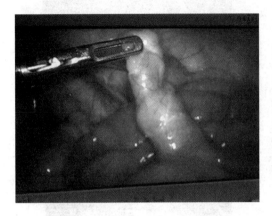
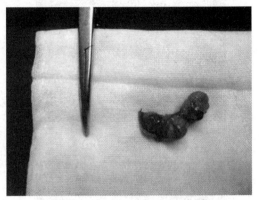

图11　腹腔镜下小肠憩室切除术（1）　　　　图12　腹腔镜下小肠憩室切除术（2）

　　手术标本病理结果示结合临床，符合小肠憩室，腔内见少许积血。术后予抗感染、止血、营养支持等对症治疗。

　　治疗后复查血常规（2月8日）：白细胞$5.95×10^9$/L，中性粒细胞百分比60.3%，红细胞$4.29×10^{12}$/L，血红蛋白123 g/L。患儿术后恢复良好，术口愈合可，进食半流质饮食，无腹痛腹胀，无解血便，大小便正常。

　　2月11日办理出院。

　　最后诊断：小肠Meckle憩室并出血。

　　分析与讨论：本例患儿反复出现解血便症状，曾行胃肠镜、腹部CT等检查，均未能发现出血原因，属于不明原因消化道出血范畴。不明原因消化道出血约占消化道出血的5%，病灶大多位于小肠。小肠出血的临床症状常无特异性，可表现为黑便或血便，也可为隐性失血，一直是临床诊疗的难点。儿童不明原因消化道出血多为先天性消化道畸形，最为常见的有Meckle憩室、肠重复畸形、肠壁血管畸形等。本病患儿经胃镜、肠镜、腹部CT、小肠镜检查均未能明确出血原因，经第二次腹部CT检查才发现小肠憩室出血可能，行腹腔镜手术后，最终经手术确诊为Meckle憩室引起的出血。

　　胚胎发育时期，卵黄管退化不完全，其肠端未闭锁，使之与肠腔持续相通，则成为Meckel憩室。1809年由Meckel命名。其发病率约为2%，男性高于女性。Meckle憩室在小肠的位置变异不定，但多数位于成人小肠距回盲瓣100cm之内，罕有报道距180cm者，长2~5cm，约60%憩室含有异型黏膜，以胃黏膜居多，其后依次为胰腺、结肠黏膜、子宫内膜、肝胆组织等。这些组织能分泌盐酸和消化酶，可腐蚀憩室和周围组织，使其发生溃疡出血。临床上Meckel憩室多无症状，常因并发症就诊。其可因本身扭转、蛔虫或异物进入而发生梗阻及急性炎症、坏死和穿孔，临床表现根据并发症不同而异，缺乏特异性，因此，临床较易误诊、漏诊。B 超、腹部 X 光片、腹部 CT、全消化道造影、^{99m}Tc 核素扫描等检查有助于诊断，但是诊断率不高。随着目前腹腔镜技术的进步及普及，Meckle 憩室可通过腹腔镜探查确诊，并可在腹腔镜下完成手术。对于反复大量便血，伴或不伴腹痛，尤其是年轻患者，在结肠镜、胃镜等检查未能明确病因的情况下，应考虑 Meckle 憩室溃疡出血的可能。Meckle 憩室可多发，可多个憩室出现并发症，因此，术中需尽可能长距离探查，至少需探查距回盲部 100cm 的回肠，避免漏诊。

经验教训：①儿童的不明原因消化道出血应考虑 Meckle 憩室的可能，以避免漏诊。②应提高临床消化科医生的 CT 阅片水平及小肠镜的检查操作水平，以提高诊断率，减少漏诊、误诊。

纳差消瘦——肠结核的诊治思考

广西中医药大学附属瑞康医院　徐哲锋

患者莫某，男，72 岁，因"纳差消瘦半年"，于 2017 年 3 月 7 日入院。

现病史：患者自诉半年前无明显诱因逐渐出现纳差，进食量锐减，进行性消瘦，近两个月体重下降约 8kg，伴恶心欲呕，反酸，偶尔胃脘部胀痛、呈间歇性，与进食无关，无烧心感，无腹痛腹泻，无呕血解黑便等。曾在社区门诊就诊，口服药物治疗（具体不详），症状改善不明显。今为进一步治疗来我院就诊，门诊以"纳差消瘦查因"收入院。

自发病以来，患者精神状态一般，乏力，食欲、食量较差，睡眠尚可，大便成形、日解 1 次，小便正常。

既往史：2003 年诊断为脑梗死，遗留有左侧嘴角㖞斜，偶有呛咳。否认高血压史、冠心病、糖尿病史。

体格检查：体温 36.2℃，脉搏 95 次/分，呼吸 20 次/分，血压 140/93mmHg。神志清楚，精神一般，正常面容，查体合作。全身浅表淋巴结未触及肿大。左侧嘴角㖞斜，伸舌居中，双肺呼吸音清晰，未闻及干湿性啰音，心相对浊音界无扩大。心率 95 次/分，律齐，心音正常，各瓣膜听诊区无心脏杂音。腹平坦，腹壁柔软，脐周及上腹部轻压痛、反跳痛，未触及包块，肝脾肋下未触及，墨菲征（-），肝脾区无叩击痛，移动性浊音（-）。肾区无叩击痛，肠鸣音稍活跃、7 次/分、无气过水音，未闻及血管杂音。四肢肌力、肌张力正常，生理反射存在，病理征未引出。

辅助检查：入院后检查血常规。白细胞 5.62×10^9/L，中性粒细胞百分比 77.7%，血红蛋白 92g/L。

肝功：总蛋白 61.5g/L，白蛋白 28.8g/L。血沉 85.00mm/h。

粪便常规+隐血（20170310）：隐血弱阳性。

结核杆菌（-）。电解质、心酶 A、肾功能、甲功五项、空腹血糖、乙肝两对半、输血前 3 项、肿瘤抗原 6 项均未见明显异常。心电图、肝胆胰脾双肾 B 超未见明显异常。

初步诊断：纳差、消瘦查因。

诊治经过：入院后患者出现发热，体温最高约 38.5℃。2017 年 3 月 8 日行胸片检查示两肺部小斑片状密度增高影，建议结合 CT 检查（图1、图2）。

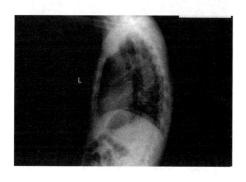

图1　肺部胸片（1）

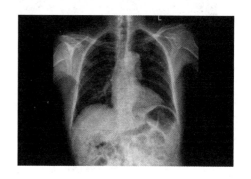

图2　肺部胸片（2）

2017 年 3 月 10 日行胸部 CT 平扫 + 增强检查：①两肺继发型肺结核可能性大，请结合临床。②两侧少量胸腔积液。③肝小囊肿（图3、图4）。

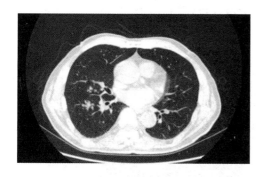

图3　胸部 CT 平扫 + 增强检查（1）

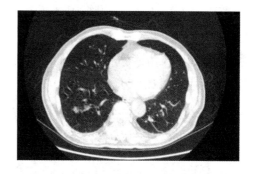

图4　胸部 CT 平扫 + 增强检查（2）

3 月 10 日行无痛胃镜：①胃多发息肉（待病理）。②慢性非萎缩性胃炎。胃镜病理示胃体黏膜慢性轻度浅表炎，HP（－）。

3 月 14 日行无痛肠镜检查，镜下可见回盲瓣一肿物向腔内生长，波及部分回肠末端，肿物表面凹凸不平、覆污秽苔，质硬、脆，触之易出血，予取活检。肠镜诊断：①回盲瓣肿物性质待查（待病理）。②结肠多发息肉（待病理）（图5～图8）。

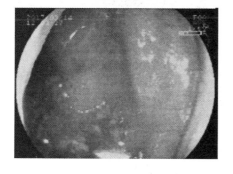

图5　回肠末端（肠镜）

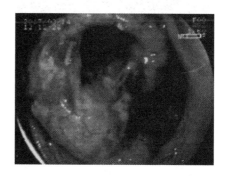

图6　回盲部（肠镜）

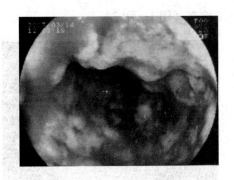

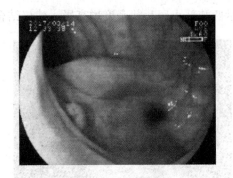

图7　回盲瓣（肠镜）　　　　　　　　图8　横结肠息肉（肠镜）

3月14日我院肠镜病理结果回报，回盲瓣少许黏膜组织，多量渗出、坏死物及增生的肉芽组织，内淋巴组织增生明显，并见可疑上皮样细胞，抗酸染色见多量阳性菌。

免疫组化示增生的淋巴细胞，CD_2、CD_3阳性细胞与CD_{20}阳性细胞交替混杂，Ki-67散在（+），CD_{163}组织细胞（+），CD_{30}、GrB、TIA-1、CD_{56}均（-），CK上皮（+）。

免疫组化标记除外淋巴瘤可能，综合HE形态及免疫组化、特染结果，考虑结核可能性大（图9~图12）。

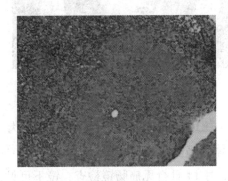

图9　肠镜病理（1）　　　　　　　　图10　肠镜病理（2）

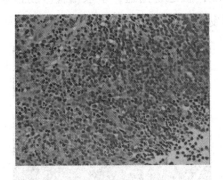

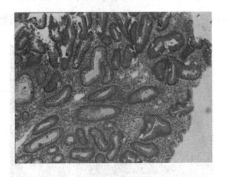

图11　肠镜病理（3）　　　　　　　　图12　肠镜病理（4）

综合现有证据，考虑患者为肠结核，继发性肺结核。治疗上给予静滴脂肪乳、多种维生素等营养支持、胸腺肽增强免疫力等处理，药后症状改善。由于患者有肺结核，须转到传染病专科医院治疗，于 2017 年 3 月 20 日办理出院。

最后诊断：①肠结核。②继发性肺结核。

分析与讨论：本例患者为老年人，因纳差、消瘦而入院。近半年患者体重减轻明显，肠镜下可见回盲瓣一肿物。肿物表面凹凸不平、覆污秽苔，质硬、脆，触之易出血，上述情况极易与肠淋巴瘤、结肠癌、克罗恩病等相混淆。后根据 CT 及肠镜病理结果，最终诊断为肠结核，继发性肺结核。

肠结核是结核分枝杆菌侵犯肠道引起的慢性特异性感染，绝大多数继发于肺结核。近年来，结核病死灰复燃，在全球流行与传播呈持续蔓延之势。2013 年世界卫生组织统计中国结核病年新发病人数约为 82 万，其中肺外结核占 3.8%。肠结核是消化系统结核疾病中最为常见的类型，发病年龄多为青壮年，40 岁以下占 91.7%，女性多于男性，约为 1.85∶1。

本病发病主要是因食入含有结核杆菌的物质。因结核菌是抗酸菌，在胃内受胃酸影响较少，混杂在食糜中能顺利到达回盲部。由于回盲瓣的作用在回盲部停留时间较久，结核菌有机会与肠黏膜密切接触，故而增加了感染机会。同时回盲部有丰富的淋巴组织，是结核菌最易侵犯的组织，因此回盲部成为肠结核的好发部位。

肠结核常见的临床表现有腹痛、腹胀、腹泻或便秘交替、食欲减退、体重减轻及结核中毒症状等，但是肠结核起病缓慢，早期症状不明显，诊断较困难。如发现有肠外结核合并明显的消化道症状，应警惕肠结核存在的可能性。肠镜检查是首选检查，典型镜下表现有环形溃疡、回盲瓣病变、肠腔变窄、炎性息肉形成等，病检以发现干酪样坏死或找到结核分枝杆菌为诊断"金标准"，但阳性率低。影像学检查如 CT、MRI 等，作为一种非侵入性检查，不仅可以显示肠道病变情况，而且还可以显示肠外病变，是对内镜检查的重要补充。

研究表明，淋巴结环状强化或中心坏死、回盲瓣病变、肠壁非对称性增厚、腹水等征象均提示结核的可能。肠结核的治疗与肺结核的治疗采用相同的方案，常用的抗结核药物有异烟肼、链霉素、利福平、乙胺丁醇、吡嗪酰胺，疗程 6～12 个月。治疗期间应予以充分休息和合理营养，以增强机体的抵抗力，消瘦、营养不良和因胃肠道症状而妨碍进食者，应给予肠外营养疗法。如果出现完全性肠梗阻或部分性肠梗阻经内科治疗无效、急性肠穿孔、肠道大出血不止等严重并发症时，可行外科手术治疗。

腹痛贫血——铅中毒的诊治思考

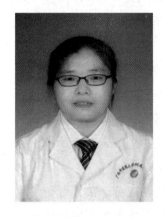

李艳波，广西中医药大学附属瑞康医院消化内科副主任医师，硕士研究生；任中华消化心身联盟广西壮族自治区委员会首届常务理事、广西医学会消化病学分会第一届功能性胃肠病学组副组长。从事消化内科医疗工作20年，擅长功能性胃肠病的中西医结合诊治。

患者张某，女，62岁，因"脐周隐痛两周"，于2016年9月27日入院。

现病史：患者两周前因晚餐进食过多后出现脐周隐痛，呈阵发性，程度中等，与排便、饮食无明显关系，无向他处放射。无恶心、呕吐，无发热，遂至当地医院住院治疗。

查血常规示血红蛋白74g/L。胃镜示慢性非萎缩性胃炎伴糜烂。腹部立位片示不全性肠梗阻。电子结肠镜及全腹部CT平扫＋增强均未见明显异常。骨髓涂片示增生性贫血骨髓象。住院期间经抑酸、护胃、调节肠道菌群等治疗后无明显缓解。因当地医院怀疑小肠疾病，故就诊于我院。患者发病以来食欲欠佳，小便正常，大便日行1次、棕褐色、每次量少，无黏液血便，体重未见明显减轻。

既往史：有血管性耳鸣5年余，曾于6月19～8月10日在当地医院住院治疗。当时检查无贫血，期间曾服用中草药，具体不详。有高血压病史两年（具体血压不详）。

入院查体：生命体征正常，贫血面容，心肺查体未见明显异常。腹平软，脐周压痛，无反跳痛，余无特殊。

实验室检查：血常规示红细胞 2.38×10^{12}/L，血红蛋白73g/L，血细胞比容21.9%。平均红细胞体积（MCV）、平均红细胞血红蛋白量（MCH）、红细胞平均血红蛋白浓度（MCHC）正常，网织红细胞百分比8.96%（0.5%～1.5%），网织红细胞绝对值 0.23×10^{12}/L［$(0.024 \sim 0.084) \times 10^{12}$/L］。血清铁正常，不饱和铁结合力5.00μmol/L↓，总铁结合力27.30μg/dL↓，铁蛋白863.30μg/mL↑。血沉25mm/h。

输血前3项、尿常规、粪便常规、肾功能、甲功5项、乙肝两对半、凝血6项、血淀粉酶测定、酸化溶血、蔗糖溶血、热溶血试验、葡萄糖 – 6 – 磷酸脱氢酶、自身抗体 15 项、抗核抗体、维生素 B_{12}、叶酸等均未见异常。

9 月 29 日上消化道造影（碘水）：胃窦部炎症，请结合临床。

初步诊断：腹痛贫血查因。

诊治经过：入院后完善小肠镜检查。9 月 30 日经口小肠镜示十二指肠水平部憩室。其余所见小肠未见明显异常。

10 月 4 日经肛小肠镜检查未见明显小肠器质性病变，需注意有无功能性疾病可能，因患者有明显贫血报警症状，功能性疾病不好解释，需首先考虑器质性病变。从贫血着手，再次行骨髓穿刺。

10 月 6 日骨髓穿刺涂片示：增生性贫血骨髓象；粒细胞空泡形成，可见中毒颗粒。

骨穿结果见中毒颗粒，多见于严重感染、恶性肿瘤、各种重金属中毒或药物中毒。

该患者无明显感染及肿瘤性疾病证据，临床需考虑有无中毒可能，详细追问病史，患者有服用不明原因中药两个月，考虑有无铅中毒可能，进一步全面详细体格检查，发现牙龈铅线（图 1）。

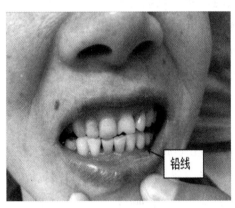

图 1　牙龈铅线

10 月 7 日广西工人医院血铅示 679.85μg/L（参考值 6.00 ~ 400μg/L）。

综合以上资料患者诊断考虑铅中毒。

出院至广西工人医院予以依地酸二钠钙驱铅治疗 5 个疗程，复查血铅、尿铅已正常。患者于 11 月 21 日出院。复查血常规，血红蛋白 100g/L，未再有腹痛等不适，饮食好转，体重增加。

最后诊断：铅中毒。

分析与讨论：本病有如下特点：①中老年女性，以腹痛、贫血为主要临床表现。②体检有贫血貌，牙龈发现铅线。③外院行胃肠镜及全腹部 CT 平扫 + 增强均未见明显异常；骨髓穿刺可示粒细胞空泡形成，可见中毒颗粒；行小肠镜检查未见明显器质性病变；查血铅明显升高。④患者经驱铅治疗后，腹痛、贫血改善。根据上述特点，该患者诊断铅中毒明确。

铅中毒对人体的危害会累及全身各个系统，职业性铅中毒多有明确的铅暴露史，非职业性铅中毒则无明确的铅接触史，易被临床忽视。已有报道显示，生活中的铅中毒较常见的是中药制剂。此外，长期食用含铅量较多的食物（如松花蛋、爆米花等）、长期使用含铅锡壶饮酒、空气污染、汽车尾气等也是导致非职业性铅中毒的原因。

铅及其化合物进入机体后，可对神经、造血、消化、肾脏、心血管和内分泌等多系统产生危害。铅可在牙龈、口唇、颊等处沉积形成"铅线"，铅中毒表现包括呕吐、腹胀、腹绞痛、眩晕、心悸、腰痛、水肿等，严重者还可出现肾衰竭。

该患者临床表现为腹痛和贫血。铅中毒导致腹痛可能与以下机制有关：铅可使大脑皮层兴奋与抑制的正常功能发生紊乱，神经丛受累，使肠道平滑肌痉挛，引起腹绞痛。铅通过影响肾小球旁器功能，使肾素合成和释放增加，通过 RAAS 系统，使小动脉痉挛，血压升高，肠壁收缩，肠道缺血，从而导致腹绞痛。铅元素可直接对造血系统造成损伤。其机制是铅能抑制 δ-氨基-γ-酮戊酸脱水酶、氨基乙酰丙酸合成酶及亚铁螯合酶等血红素合成通路中关键酶的表达，从而抑制血红蛋白的合成，破坏造血系统；同时，铅离子会增加血红细胞膜的脆性，减少血红细胞的寿命达 20%。以上两个因素是铅中毒导致贫血的主要原因。

铅中毒诊断参照 GBZ3722002《职业性慢性铅中毒诊断标准及处理原则》，诊断及分级标准如下。

1. 轻度中毒

（1）血铅 $\geq 2.9 \mu mol/L$（0.6mg/L、600μg/L）或尿铅 $\geq 0.58 \mu mol/L$（0.12mg/L、120μg/L），且具有下列 1 项表现者，可诊断为轻度中毒。

①尿 δ-氨基-r-酮戊酸 $\geq 61.0 \mu mol/L$（8mg/L）者。

②血红细胞游离原卟啉（EP）$\geq 3.56 \mu mol/L$（2mg/L）。

③红细胞锌原卟啉（ZPP）$\geq 2.91 \mu mol/L$（13.0μg/gHb）。

④有腹部隐痛、腹胀、便秘等症状。

（2）诊断性驱铅试验，尿铅 $\geq 3.86 \mu mol/L$（0.8mg/L）或 $4.82 \mu mol/24h$（1mg/24h）者，可诊断为轻度铅中毒。

2. 中度中毒　在轻度中毒的基础上，具有下列 1 项表现者。

（1）腹绞痛。

（2）贫血。

（3）轻度中毒性周围神经病。

3. 重度中毒　具有下列 1 项表现者。

（1）铅麻痹。

（2）中毒性脑病。

该患者血铅≥600μg/L，有腹痛及贫血，但多项检查未发现导致腹痛、贫血的腹腔脏器器质性病变，故符合中度铅中毒诊断标准。

目前常用驱铅药物的主要成分是络合剂，以依地酸钙钠注射药物最为常见。该药有较稳定的驱铅效果。

铅中毒的诊断主要集中在专业的职业病防治机构，一般医院的医生对其临床表现的多样性缺乏全面性认识，易造成漏诊、误诊。临床上对不明原因腹痛、贫血患者，尤其剧烈腹部绞痛但腹部体征轻微且解痉药镇痛效果差者，排除常见消化系统、血液系统疾病后，要考虑少见的铅中毒等全身代谢性中毒疾病，应详细询问患者的药物、毒物接触史，查体应全面仔细，注意铅线的检查。

反复腹痛伴腹泻——Cronkhite – Canada 综合征的诊治思考

广西中医药大学附属瑞康医院　李艳波

患者杨某，男，76岁，患者因"中下腹疼痛伴腹泻1月余"，于2012年2月10日12：50分由门诊轮椅送入院。

现病史：患者1个多月前无明显诱因开始出现中下腹疼痛，呈阵发性胀痛，程度较轻，无放射痛，伴腹泻，每日解稀烂便5～6次、每次量300～500g，无黏液血便，大便后腹痛可稍缓解，无恶心、呕吐，无反酸、嗳气，无呕血等。病后在院外诊治，具体不详，症状未见好转。伴乏力、纳差，体重减轻约4kg。2月10日到我院门诊行结肠镜检查示结肠多发性息肉。行乙状结肠息肉EMR术，术后收入院。

既往史：有高血压病史（具体血压及病程不详），服用尼群地平片，血压控制不详。否认冠心病、糖尿病等病史，否认药物过敏史。

体格检查：体温36.1℃，脉搏72次/分，呼吸20次/分，血压138/73mmHg。神清，精神欠佳，头发稀疏，指甲营养不良，全身皮肤黑褐色色素沉着（图1～图4）；皮肤、巩膜无黄染，浅表淋巴结无肿大。心肺听诊未见异常。腹平软，无压痛、反跳痛，肝脾肋下未触及，墨菲征（－），肝肾区无叩击痛，振水音（－），肠鸣音稍活跃。双下肢无水肿。

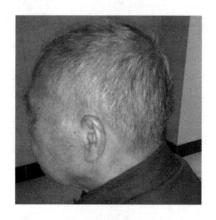

图1　头发稀疏

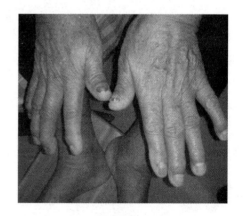

图2　指甲营养不良

辅助检查：血常规示白细胞 $10.54 \times 10^9/L$，中性粒细胞百分比66.6%，红细胞 $4.11 \times 10^{12}/L$，血红蛋白129g/L。尿常规示红细胞少许。粪便常规＋隐血示弱阳性。肝功能示总蛋白50.1g/L，白蛋白26.8g/L，球蛋白23.3g/L。ESR示血沉23mm/h，肾功、凝血 4 项、甲胎蛋白、癌胚抗原、CA199、CA153、CA724、CA125、ACNA、抗体 15、抗核抗体、TB、TB～DNA 及补体 C_3、C_4 均正常。心电图正常。胸片报告两肺纹理增多、紊乱。肝、胆、胰、脾、双肾彩超示胆囊多发结石；右肾囊肿；左肾多发囊肿；肝胰脾回声及血流未见明显异常。电子结肠镜（2012 年 2 月 10 日，本院门诊）示结肠多发性息肉，行乙状结肠息肉 EMR 术。结肠镜病理报告回肠末端、回盲部、横结肠黏膜中度慢性炎，见较多嗜酸性粒细胞浸润，乙状结肠管状腺瘤Ⅱ级。

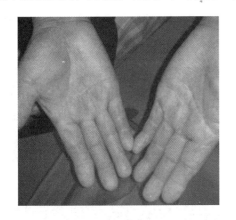

图 3　手部黑褐色色素沉着

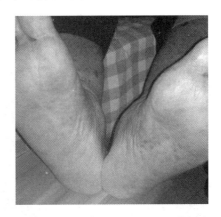

图 4　脚部黑褐色色素沉着

初步诊断：①结肠多发息肉。②高血压病 3 级（极高危组）。

诊治经过：2012 年 2 月 13 日胃镜报告：全胃黏膜肿胀结节状隆起样性质待查（图 5）。

2012 年 2 月 14 日超声胃镜报告胃淋巴瘤？胃癌（图 6）？

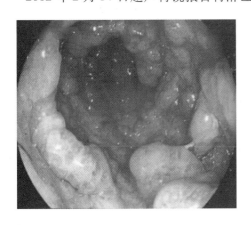

图 5　超声胃镜示意图（2 月 13 日）

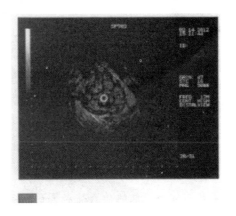

图 6　超声胃镜示意图（2 月 14 日）

胃窦黏膜病理报告幽门型黏膜中度慢性浅表性炎，HP（－）。

十二指肠降部黏膜病理报告黏膜慢性炎，固有层较多淋巴细胞、嗜酸性粒细胞浸润。

全腹部 CT 平扫 + 增强报告：①胃窦部及部分胃体胃壁不均匀增厚。②结肠黏膜似见数个小类圆形类结节，息肉？③胆囊结石。

综合以上临床资料，患者有以下特点：①高龄，以腹痛腹泻为主要临床表现。②体格检查示指甲萎缩、皮肤色素沉着、脱发。③辅助检查：低蛋白血症；胃肠镜提示胃肠道多发息肉。该患者目前诊断：Cronkhite – Canada 综合征（CCS）。治疗予以口服激素 30mg/d。经过治疗，患者症状稍好转，但时有反复。

2012 年 9 月开始伴颜面及双下肢浮肿，2012 年 10～11 月在我科住院治疗，行肠镜及病理检查，诊断为降结肠腺癌（图 7、图 8），患者家属放弃治疗，自动出院。

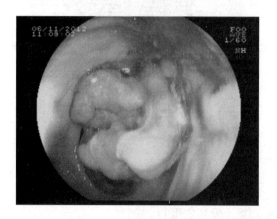

图 7　降结肠肠镜示意图

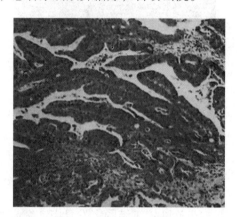

图 8　病理示意图

分析与讨论：Cronkhite – Canada syndrome（CCS）于 1995 年由 Cronkhite 和 Canada 两人首先报道。CCS 是伴有外胚层改变的消化道息肉病，为非遗传性，国内称为胃肠道息肉 – 色素沉着 – 秃发 – 指（趾）甲营养不良（萎缩）综合征。多见于中老年患者，以男性居多。

CCS 的病因尚不明确，可能与精神压力过大、劳累过度、营养不良、细菌或病毒感染、砷中毒及免疫功能异常等相关。其主要特征为弥漫性胃肠道息肉，伴皮肤黑斑、脱发、指（趾）甲萎缩、腹泻、腹痛、厌食、味觉减退、体重下降、贫血、低蛋白血症等。本病最常见的初始症状是腹泻和味觉障碍，通常腹泻之后是皮肤和指甲的变化，有的完全或部分食欲丧失，体重减轻，持续性或间歇性腹痛。胃肠道吸收不良导致营养不良、贫血、电解质紊乱和蛋白质丢失肠病。本病尚没有统一的诊断标准。诊断主要依靠：①老年发病，无家族性息肉病史。②以腹泻为主要症状，且普通的止泻药治疗无效。③有明显的外胚层三联征：指（趾）甲营养不良、脱发、色素沉着。④低蛋白血症表现。⑤内镜下可见非遗传性全消化道息肉。

本病需与相关胃肠道息肉鉴别：①家族性腺瘤息肉病：常染色体显性遗传，消化道多发性腺瘤性息肉，癌变率高，终生癌变率 100%。其中伴发骨瘤、表皮肿称为

Gardner 综合征，伴发中枢神经系统的恶性肿瘤称为 Turcot's 综合征（或称 Crail's 综合征）。②幼年性息肉病：常染色体显性遗传，多发生于左半结肠，病理呈幼年性、错构瘤性息肉，多见于儿童。③黑斑-息肉（peutz-jeghers）综合征：常染色体显性遗传，消化道错构瘤性息肉伴口唇、颊黏膜、皮肤色素沉着，通常发生在 30 岁之前。④增生性息肉综合征（HPS）：具有家族聚集性，一般见于大于 40 岁人群，息肉为增生性息肉和锯齿状腺瘤，缺乏肠道外临床表现，癌变一般为右侧结肠。

本病患者息肉分布可遍及整个胃和结肠（90%）、小肠（80%）和直肠（67%），但食管罕见。日本学者根据其症状表现，分为 5 型：Ⅰ型（腹泻型）、Ⅱ型（味觉减退型）、Ⅲ型（口腔干燥型）、Ⅳ型（腹部不适型）和 V 型（毛发脱落型），其中前两型最常见。本病消化内镜检查可见满布肉眼的大小不等息肉，以胃、小肠、结肠、直肠多见，而食道极其罕见。息肉周围可见黏膜充血水肿、糜烂、皱襞肥厚。极少数患者内镜下也可无息肉样表现，仅表现为黏膜充血，并呈马赛克样改变。息肉形态常为无蒂或亚蒂，形态不一，呈结节状、草莓状或不规则形状，直径 2mm～5cm，表面充血，水肿明显或伴有出血。息肉病理类型大多为幼年性或错构瘤性，也可表现为腺瘤性息肉、锯齿状腺瘤或增生性息肉。虽然典型的息肉类型为幼年性或错构瘤性，但在一项 83 例中国 CCS 患者的荟萃分析结果显示，以增生性息肉和腺瘤性息肉最为常见（71%），错构瘤性息肉较少（10%）。本病的典型组织学改变是上皮组织完整，固有层水肿伴慢性炎症，嗜酸性粒细胞及淋巴细胞浸润，腺体迂曲增生、有的呈囊状扩张，内充满富含蛋白质的液体或浓缩的黏液。

本病治疗包括应用激素、免疫抑制剂和对症营养支持治疗等。若出现癌前病变、消化道出血等严重并发症，可考虑外科手术治疗。

反复上腹部胀闷——十二指肠降部神经鞘瘤的诊治思考

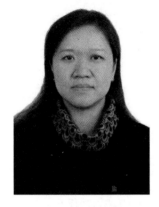

罗昭琼，广西中医药大学附属瑞康医院消化内科副主任医师，硕士研究生。毕业于广西医科大学，曾在上海瑞金医院消化内科进修，在广州中山肿瘤医院内镜中心进修超声胃镜。从事消化内科的医疗工作20年，擅长慢性胃炎、消化性溃疡、功能性胃肠病、消化道出血等消化内科常见病诊治；能够熟练掌握电子胃肠镜、超声胃镜检查，以及胃肠道息肉、消化道早期癌症的镜下治疗。

患者张某，女，55岁。因"反复上腹胀闷不适半年余"，于2015年1月8日入院。

现病史：患者自诉半年前无明显诱因反复出现上腹部胀闷不适，进食后明显，时而恶心、呕吐，呕吐物为胃内容物、有宿食，无咖啡样物，非喷射性，吐后腹胀可缓解，无反酸、嗳气，无腹痛，无胸闷、心悸、气促，无恶寒、发热，无腹泻、解黑便等。曾于2014年6月24日在当地医院行胃镜检查，结果示慢性非萎缩性胃炎伴糜烂，予口服胃药治疗后（具体不详），症状未见明显好转。2014年12月22日来我院门诊行电子胃镜检查，结果示胃潴留，十二指肠降部黏膜隆起（炎症？间质瘤？），予口服雷贝拉唑钠肠溶胶囊、伊托必利片等药后症状缓解。为求进一步诊治而入院。患者病后精神、食欲、睡眠尚可，大小便正常，体重未见明显变化。

既往史：无特殊。

体格检查：生命体征正常，神清，精神可，心肺检查均未见明显异常，腹平坦，未见胃肠型及蠕动波，未见腹壁静脉曲张及显露，腹肌软，全腹无明显压痛及反跳痛，肝于右锁骨中线肋缘下及前正中线剑突下均未触及，脾于左锁骨中线肋缘下未触及，未触及包块，Murphy's征（-），肝肾区无叩痛，移动性浊音（-），肠鸣音正常、每分钟3~5次，振水音（-），未闻及气过水音。

辅助检查：电子胃镜（2014年12月22日，我院门诊）：①胃潴留。②十二指肠降部黏膜隆起（炎症？间质瘤？）。见图1、图2。

入院后辅助检查：血常规、尿常规、大便常规、肝肾功能、电解质、空腹血糖、糖化血红蛋白、甲胎蛋白、癌胚抗原、糖类抗原、血淀粉酶、心电图等均未见明显异常。

初步诊断：①十二指肠降部黏膜隆起性质待查（间质瘤）？②胃潴留。

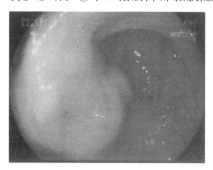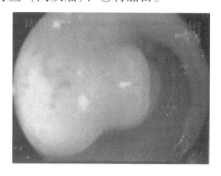

图1　电子胃镜（十二指肠降部）示意图1　　　图2　电子胃镜（十二指肠降部）示意图2

诊治经过：超声电子胃镜检查示（2015年1月8日）：十二指肠球降部第2～4层低回声改变（间质瘤）？上腹部CT平扫+增强（2015年1月9日）：胰头区、十二指肠降段肿块——实性假乳头状瘤？胰腺癌？神经源性肿瘤？见图3、图4。

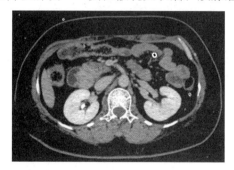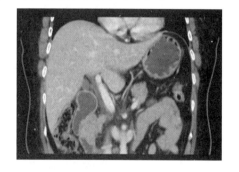

图3　上腹部CT平扫+增强示意图1　　　图4　上腹部CT平扫+增强示意图2

上消化道钡餐造影（2015年1月13日）：考虑胰头区肿瘤，并十二指肠降段受累、狭窄，见图5）。

超声胃镜穿刺（2015年1月14日）所见：①胰头区占位。②EUS－FNA。见图6、图7。

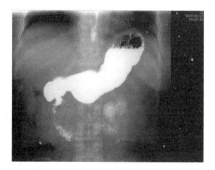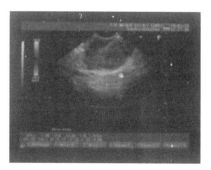

图5　上消化道钡餐示意图　　　图6　超声胃镜穿刺及组织条示意图1

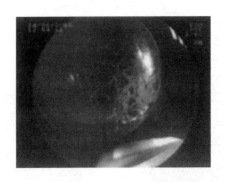

图7 超声胃镜穿刺及组织条示意图2

超声胃镜穿刺病理：（胰头区穿刺组织）血块及少许破碎腺上皮，未见细胞异型性改变（图8～图11）。

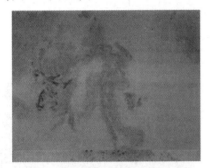

图8 超声胃镜穿刺病理示意图1

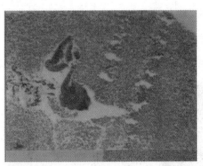

图9 超声胃镜穿刺病理示意图2

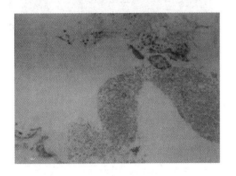

图10 超声胃镜穿刺病理示意图3

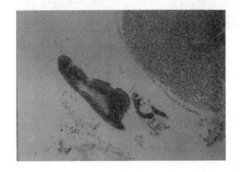

图11 超声胃镜穿刺病理示意图4

治疗上给予抑酸护胃、补充维生素、利血通脉、养阴生肌等。因超声胃镜穿刺活检仍未能明确其病理性质，且患者有胃潴留，存在消化道梗阻，故请胃肠外科医师会诊，认为有剖腹探查指征，遂转外科治疗。

2015年1月27日行全麻下胰十二指肠切除术＋胆囊切除术＋肠粘连松解术，术程顺利。术后病理：胰头、十二指肠降部间梭形细胞肿瘤，肿瘤大小约4cm×3cm×2.5cm，累及胰头部及十二指肠肠壁，侵犯至十二指肠壁黏膜层，黏膜局部似溃疡形成，未累及胆总管，瘤内可见出血、胶原化，境界尚清，瘤周可见淋巴鞘形成，瘤细胞轻度异型，未找到明确核分裂。胃切缘、十二指肠切缘、胰腺及胆总管切缘均未见肿瘤。自取胰头周围淋巴结、十二指肠壁淋巴结及送检（胰后）淋巴结均未见肿瘤（分别0/1、0/2、0/1）。

免疫组化示肿瘤细胞 Vimentin（＋＋），S－100（弥漫＋），GFAP（弥漫＋），Bcl－2（弱＋），CD57（弱＋），Catenin－B（＋），Ki－67（＋＜5%）。余 Actin、CD_{117}、CD_{34}、CD_{99}、Desmin、DOg－1、SMA 均（－）。结合免疫组化，符合胃肠道神经鞘瘤。见图12～图15。

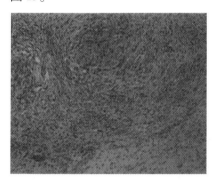

图12　术后病理示意图1

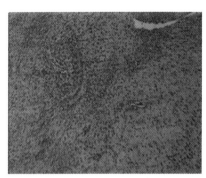

图13　术后病理示意图2

图14　术后病理示意图3

图15　术后病理示意图4

术后予抗感染、护胃、护肝、补液及术口换药等对症支持治疗。患者恢复良好，予以出院。

最后诊断：十二指肠降部神经鞘瘤并不全梗阻。

分析与讨论：本例患者以上腹部胀闷为主要临床表现，进食后明显，并呕吐宿食。胃镜提示胃潴留；十二指肠降部黏膜隆起。行腹部CT、超声胃镜及穿刺活检仍无法明确诊断，最终经手术及病理证实为十二指肠降部神经鞘瘤。

消化系统间叶性肿瘤中以间质瘤最常见，其次为平滑肌肿瘤，神经鞘瘤罕见。消化系统神经鞘瘤占消化系统间叶性肿瘤的4.3%～4.97%，占全身神经鞘瘤的0.2%，大部分为良性，恶变率为 10% ~15%。

消化系统神经鞘瘤多发生在胃部，其次为直结肠和食管，罕见于小肠。可发生于任何年龄，以 50 岁左右居多，女性多于男性。消化系统神经鞘瘤无特异性临床表现，其临床表现与肿瘤大小、位置、局部侵犯有关，多表现为腹痛和包块，少数可见黑便、梗阻等症状。上述症状与消化系统间质瘤的表现较为相似，其临床诊断价值有限。消化系统神经鞘瘤与间质瘤同为黏膜下肿瘤，组织学上均主要由梭形细胞构成，在临床表现、体征、影像学检查及内镜表现等方面具有相似性，术前多将神经鞘瘤误诊为间质瘤。

消化系统神经鞘瘤治疗首选手术切除，术后不易复发，预后良好，目前超声、胃镜、CT 等检查均无法对消化系统神经鞘瘤做出明确诊断，需通过术后病理和免疫组织化学确诊。

本例患者当地胃镜检查未发现十二指肠降部病变，考虑与胃镜操作时进镜不够深有关。十二指肠球降交界处及十二指肠降部是胃镜检查较容易忽略的部位，我们在行胃镜检查操作时应尽量到达十二指肠降部并仔细观察，以免漏诊。临床上消化系统神经鞘瘤极为罕见，大部分临床医生缺乏此病的诊治经验，加强对消化系统神经鞘瘤的认识和经验总结，是预防误诊误治的重要方法。

腹痛、腹部包块——小肠淋巴瘤的诊治思考

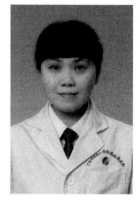

陈思羽，广西中医药大学附属瑞康医院消化内科副主任医师，硕士研究生。毕业于广西医科大学，从事消化内科临床、教学、科研工作，有10余年的临床工作及教学经验，为广西中医药大学教改团队成员。擅长使用中西医结合方法治疗消化性溃疡、消化道出血、炎症性肠病、功能性胃肠病、胃癌前病变、急性胰腺炎等消化系统疾病，能熟练掌握消化内镜常见诊治技术。

患者，男，62岁。因"上腹隐痛伴全身乏力1月余"，于2014年8月入院。

现病史：患者自诉2014年7月以来无明显诱因下出现上腹部隐痛，呈阵发性，持续数分钟，可自行缓解，无放射痛；伴全身乏力，无恶心呕吐，无腹泻及解黑便。病后在当地医院诊治（具体经过不详），经完善电子胃肠镜、小肠CT后，考虑诊断小肠病变性质待查、贫血查因（具体不详），现为进一步诊治入院。病后体重减轻5kg左右。

既往史：平素体健，无特殊病史。

体格检查：体温36.9℃，脉搏80次/分，呼吸20次/分，血压103/72mmHg。神清，精神可，中度贫血外貌。全身浅表淋巴结无肿大。心肺听诊无特殊。腹平软，中上腹可触及一包块、大小约4cm×4cm、质硬、有触痛，无反跳痛，肝脾未触及，肠鸣音正常。

实验室检查：血常规示白细胞4.44×10^9/L，红细胞2.97×10^{12}/L，血红蛋白69/L，平均红细胞体积74.7fL，平均红细胞血红蛋白23.2pg，血小板556×10^9/L。粪便常规+隐血示棕色，隐血（＋＋）。肝肾功能、肿瘤标志物等未见明显异常。

初步诊断：腹痛、腹部包块查因（小肠肿瘤？）。

入院后予对症支持治疗，并完善经口小肠镜提示于近十二指肠水平段空肠上段见菜花样肿物环腔生长，肿物表面潮红、伴糜烂、质地脆、触之易出血，局部肠壁僵硬，蠕动差，镜身进病变肠段约7cm后肠腔明显狭窄，镜身无法继续通过，予行肿物活检。小肠镜诊断空肠上段肿物（恶性肿瘤？）。见图1、图2。

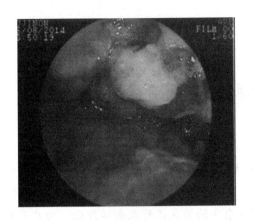 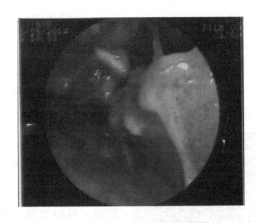

图 1　小肠镜示意图 1　　　　　　　　图 2　小肠镜示意图 2

病理检查报告示（空肠上段肿物）弥漫性大 B 细胞淋巴瘤，活化 B 细胞起源。免疫组化示瘤细胞 CD_3（−），CD_{20} 弥漫（＋），CD_{30} 灶（＋），CD_{21}（−），S−100（−），CD_{10}（−），Bc1−6（＋），UMI（＋），Ki−67 约 80%（＋），CK−P（−）。见图 3、图 4。

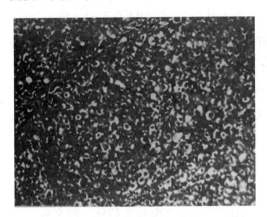 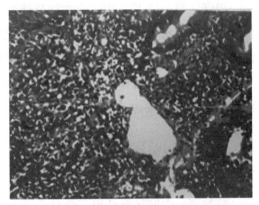

图 3　病理检查结果示意图 1　　　　　　图 4　病理检查结果示意图 2

患者诊断明确后未行相关治疗后自动出院，出院随访未能联系上患者及家属。

最后诊断：小肠弥漫性大 B 细胞淋巴瘤。

分析与讨论：本例患者因腹痛、乏力就诊。入院后查体见贫血貌，触诊中上腹可触及一质硬包块，有触痛，结合双气囊小肠镜提示空肠上段肿物及病理活检诊断为弥漫性大 B 细胞淋巴瘤，故最后诊断为小肠弥漫性大 B 细胞淋巴瘤。

胃肠道淋巴瘤分为原发性和继发性。原发性淋巴瘤起源于胃肠道的淋巴组织；继发性淋巴瘤起源于淋巴结，侵犯至胃肠道。原发性胃肠淋巴瘤中以胃淋巴瘤最多（约占 1/2），小肠其次（约占 1/3），大肠淋巴瘤少见。小肠淋巴瘤可发生于小肠任何部位，由于远端小肠有较丰富的淋巴组织，故恶性淋巴瘤多见于回肠（约 50%），其次是空肠（30%），十二指肠最少（10%~15%）。

原发性胃肠道恶性淋巴瘤的诊断仍采用 Dawson 提出的 5 条标准：①全身浅表淋巴结不大或肿大而病理不能证实为恶性淋巴瘤。②白细胞总数和分类均正常。③胸片未见胸骨后或纵隔淋巴结肿大。④手术证实病变局限于肠道及引流区域淋巴结。⑤肝脾正常。本病例患者符合以上诊断标准，故考虑为原发性小肠淋巴瘤。

小肠淋巴瘤常有腹痛、腹泻，或有小肠梗阻的表现，同时常伴有发热、贫血、消瘦等。部分小肠淋巴瘤起病隐匿，缺乏特异性的临床表现。由于小肠淋巴瘤病变在小肠，临床诊断比较困难。近年来，随着双气囊小肠镜、胶囊内镜、正电子发射计算机断层成像（PET-CT）、小肠 CTE 等检查方法的广泛应用，该病的诊断率较前明显提高。内镜检查仍是肠道淋巴瘤的首要检查手段，双气囊小肠镜检查的诊断阳性率显著高于其他检查方法。

胃肠道淋巴瘤内镜下有如下特点：①肠道淋巴瘤好发于回肠末端及回盲部。②病变可表现为溃疡型、弥漫浸润型、结节型等，呈多形性、多灶性、弥漫性及不规则性，常可出现假性愈合。③溃疡呈节段性分布，大小不一，形状不规则，可见巨大溃疡，病变边缘隆起，呈火山口状。④隆起型的特征性表现为耳状及盘状隆起。⑤超声内镜可清楚地观察黏膜下及胃肠道周围淋巴结的病变，可以帮助取材活检。病理检查是胃肠道淋巴瘤确诊的关键。因淋巴瘤源于黏膜下层淋巴组织或黏膜固有层，常规活检较难获得阳性结果，所以要明确恶性淋巴瘤的诊断有一定困难。活检取材应大块多取、深取，或在超声内镜引导下取材活检。

由于小肠恶性淋巴瘤在诊断上存在一定困难，多数患者接受治疗时已属晚期，且有相当一部分病例是因出现急腹症时才就诊，故疗效较差。原发性胃肠道淋巴瘤目前尚无统一的最佳治疗方法，建议以化疗作为首选的治疗方法，但现在更倾向于手术为较合适的方法。多数学者认为手术切除是必要的，手术可以明确肿瘤的侵犯范围及病理分类，有助于下一步治疗的选择。

据文献报道，小肠恶性淋巴瘤治疗后 5 年生存率为 36%，10 年生存率为 14.2%。影响预后的因素有肿瘤浸润范围、临床分期、细胞分化程度、有无并发症及严重程度。

反复腹泻——继发性肾上腺皮质功能减退的诊治思考

广西中医药大学附属瑞康医院 陈思羽

某患者，男，65 岁。因"反复腹泻 4 月余，再发加重 3 日"，于 2019 年 3 月入院。

现病史：患者 4 个月前无明显诱因出现腹泻，解黄色糊状大便、1 日 3 ~ 8 次，无腹痛腹胀，无呕吐，无发热，无肛门灼热感、里急后重、脓血便，未系统诊治。3 天前上症再发加重，解黄色水样大便，1 次约 50mL，1 日约 30 次，伴腹胀。自发病以来，纳寐差，精神状态差，小便量少，近 4 个月体重下降超过 5kg。

既往史：平素有痛风和股骨头坏死病史，不规律服用止痛药约 10 年（具体不详），近 4 个月停药。

体格检查：体温 36.5C，脉搏 84 次/分，呼吸 20 次/分，血压 110/67mmHg。神清，精神差，无欲貌，满月脸，颈部膨隆，双肺底呼吸音稍粗，两下肺闻及少许湿啰音，未闻及干性啰音，心音正常，心界不大，心率 84 次/分，律齐，各瓣膜未闻及明显杂音。腹部平软，上腹轻压痛，无反跳痛，余腹部无压痛、反跳痛，墨菲征（-），麦氏点压痛（-），肝脾肋下未触及，肠鸣音活跃、8 次/分。四肢无水肿，四肢肌力、肌张力正常，生理反射存在，病理征（-）。

辅助检查：2019 年 3 月 29 日骨盆 X 线片示双侧股骨头缺血坏死（Ⅳ期），继发髋关节骨性关节炎。

全腹部 CT 平扫 + 增强：①右肾结石。②升结肠管壁增厚（请结合临床，建议结肠镜检查）。③腹部 CTA 示动脉硬化性改变。④考虑双侧髋关节退行性变，伴双髋关节半脱位。

无痛肠镜：①大肠多发憩室。②痔。

2019 年 3 月 24 日皮质醇（参考值 400 ~ 690μmol/L）8am 563.3μmol/L，4pm 486μmol/L，0pm 303.8μmol/L。

2019 年 3 月 25 日促肾上腺皮质激素 8am 16.2pg/mL，4pm 13.3pg/mL，0am 11.8μg/mL。

甲状腺功能、肝肾功能、凝血功能等未见异常。

初步诊断：①腹泻查因。②大肠多发憩室。③痛风性关节炎。④双侧股骨头坏死。

诊治经过：入院后予止泻、补液等对症处理，药后腹泻症状明显好转，但仍存在精神差、纳差、乏力等不适，考虑患者满月脸，肝肾功能及甲状腺功能正常，电子结肠镜及腹部 CT 未见明显器质性病变，而促肾上腺皮质激素水平下降，怀疑长期服用自行购买的止痛药可能有糖皮质激素成分，长期不规律服用糖皮质激素可导致肾上腺皮质功能减退。故治以氢化可的松，上午 8 时 30mg、下午 4 时 20mg 激素替代治疗方案。药后腹泻较前改善，现每天 1~2 次，精神、食欲改善，病情稳定后出院。

最后诊断：继发性肾上腺皮质激素功能减退症。

分析与讨论：本例患者因腹泻就诊，既往有长期服用可能含有糖皮质激素的止痛药物史。入院后查体见精神差，无欲貌，满月脸，虽然血皮质醇节律未见异常，但是结合促肾上腺皮质激素下降、甲状腺功能正常，排除甲状腺功能亢进。电子结肠镜及腹部 CT 排除可引起腹泻的消化道器质性病变，且经糖皮质激素替代治疗后症状好转，故最后诊断为继发性肾上腺皮质功能减退。

慢性肾上腺皮质功能不全分为原发性和继发性两种。原发性肾上腺皮质功能不全又称 Addison 病，是因自身免疫、感染等原因破坏了双侧肾上腺皮质的绝大部分而引起皮质激素分泌不足，血皮质醇降低合并血浆促肾上腺皮质激素值升高被认为是诊断 Addison 病最重要的指标。

本病的主要临床表现：①神经、精神系统：乏力，淡漠，重者嗜睡，意识模糊，可出现精神失常。②胃肠道：食欲减退，消化不良，恶心，呕吐，腹泻等。③心血管系统：低血压，心脏缩小，心音低钝，头晕，眼花，直立性晕厥。④代谢障碍：糖异生作用减弱，肝糖原耗损，可发生低血糖。⑤肾：排泄水负荷的能力减弱，可出现低钠血症。⑥生殖系统：女性阴毛、腋毛减少或脱落、稀疏，月经失调或闭经，男性常有性功能减退。⑦对感染、外伤等各种应激的抵抗力减弱，可出现肾上腺危象。

继发性皮质功能不全，无论是下丘脑垂体病变抑或不恰当使用肾上腺皮质激素，都会直接或间接抑制下丘脑合成促肾上腺激素释放激素，因此促肾上腺皮质激素通常都会减少，还常伴有生长激素、甲状腺激素、性激素低下等相关症状。老年人的慢性皮质功能减退症以继发性肾上腺皮质功能减退为主，主要表现为食欲不振、嗜睡、疲乏无力等非特异性的消化道、精神神经症状。由于症状体征不典型，临床上往往容易被误诊。以本文患者为例，患者主诉为反复腹泻 4 个月有余，首先需排除消化道引起腹泻的相关疾病。因消化内镜及腹部 CT 无阳性发现，如只是单纯止泻和对症处理，不关注患者的皮质激素水平，其结果必然的只治标不治本。

临床上最常见的是大剂量外源糖皮质激素对下丘脑-垂体-肾上腺轴的抑制而引起的继发性肾上腺皮质功能减退症。普遍认为，每天服用≥30mg 氢化可的松超过 3 周，即可引起肾上腺皮质功能受抑制。由于糖皮质激素具有抗炎、抗过敏、抗休克及免疫抑制等作用，加之价格低廉，故往往被滥用。这种情况在基层、社区医院甚至私人诊所更为常见。一项有关基层卫生院对于糖皮质激素的使用调查显示，基层医疗单位对糖皮质激素的使用指征除常见的发热、阻塞性肺疾病外，还包括腰腿痛患者的止痛治疗。该病因患者长期服用外源性肾上腺皮质激素，而使腺垂体的促肾上腺皮质激素分泌抑制，导致促肾上腺皮质激素不足，致肾上腺皮质束状带和网状带萎缩。患者在遇到感染等应激状况或突然停药时，受抑制的下丘脑－垂体－肾上腺皮质轴则不能对应激产生反应。

诊断一旦成立，应尽早在病因治疗的基础上给予糖皮质激素替代治疗。替代的原则是长期坚持，剂量要求个体化，仅以最小的用量，缓解症状，避免用量过多导致体质量增加和骨质疏松等激素不良反应。一般氢化可的松 20~30mg/d 即可满足机体正常生理需要，宜模仿生理性激素分泌昼夜节律，在清晨睡醒时服全日量的 2/3，下午 4 时前服余下的 1/3，20mg/d 以下可采用清晨顿服。皮质素可经肝脏处理后转变为氢皮质素，故肝功能正常者也可用泼尼松或地塞米松替代治疗。替代治疗是否适量，相当程度上依靠主观估计。

激素补充过量通常表现为类 Cushing 综合征，剂量不足则表现为疲乏无力，尚没有可靠的生化指标提示激素的合适剂量。对于原来使用过或正在使用长期糖皮质激素治疗中发病的患者，其下丘脑－垂体－肾上腺轴功能大多已受到抑制，替代治疗一般不应少于 9 个月，且禁止擅自停药。如遇感染、外伤、手术和过度疲劳等应激情况，可短期增加激素用量，预防肾上腺危象。本例患者的诊治教训：对不明原因的腹泻患者，在排除消化系统疾病的基础上，要注意甲状腺功能亢进、肾上腺皮质功能低下引起的可能。

反复便血——小肠杜氏病的诊治思考

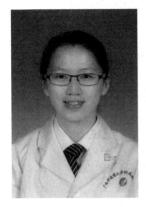

蒙晓冰，广西中医药大学附属瑞康医院消化内科副主任医师。毕业于广西中医药大学，硕士研究生。曾在四川大学华西医院中西医结合科进修。从事消化内科医疗工作 13 年，熟悉消化性溃疡、功能性胃肠病、消化道出血等消化内科常见病的诊治；熟练掌握无痛胃肠镜、消化道早癌的镜下治疗；尤其擅长重症急性胰腺炎的诊治。

患者莫某，男，56 岁，因"解血便 3 年余，再发 3 天"，于 2012 年 10 月 12 日入院。

现病史：患者诉 2009 年 11 月无明显诱因下出血，解暗红色血便（具体不详），后至当地医院住院诊疗，予输血、止血等治疗，并行胃肠镜，未见明显出血病灶。因出血量大，未能得到控制而转入该院外科行剖腹探查。术中未见明确出血病灶。病情稍好转后，因出血原因尚未明确，遂又转至我院进一步治疗。在我科住院期间，行经口小肠镜检查，未见异常，后出血自行停止，病情好转出院。出院期间无再解血便。3 天前因饮少量白酒后再次出现解暗红色血便、共两次，每次量约 400g，伴血块，无呕血，无腹痛，伴头晕、乏力及心慌胸闷，遂入住我科。

既往史：无特殊。

体格检查：体温 37.1℃，脉搏 102 次/分，呼吸 19 次/分，血压 87/60mmHg，神清，精神欠佳，贫血面容，皮肤黏膜、结膜及甲床苍白，心肺查体未见明显异常。腹平软，中上腹压痛，无反跳痛，肠鸣音活跃，余无特殊。

实验室检查：血常规示白细胞计数 15.76×10^9/L，血红蛋白 58g/L，血小板计数 109×10^9/L。粪便常规＋隐血示红细胞（+++），潜血（+++）。肝功能、肾功能、电解质、肿瘤标记物未见明显异常。

初步诊断：①不明原因消化道出血（小肠出血？）。②失血性休克。

诊治经过：入院后予监测生命体征、抑酸、止血及扩容补液后，仍反复解暗红色血便。因患者既往曾行胃镜、结肠镜及小肠镜检查未见明显异常，现出血量大，存在活动性出血，不排除血管性出血可能，故于 2012 年 10 月 14 日行全腹部 CT。

结果提示，右中腹部空肠出血（憩室出血可能，图 1、图 2），遂于当日转入胃肠外科剖腹探查，行术中肠镜。示近端入胃腔、远端至回盲部，见小肠内有约 1000mL 暗红色血液残留，反复冲洗未见出血病灶而关腹。术后无继续出血。

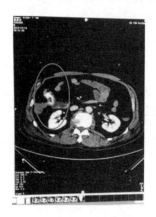
图 1 全腹部 CT 示意图 1

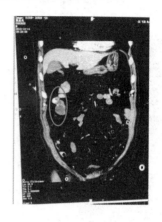
图 2 全腹部 CT 示意图 2

2012 年 11 月 1 日患者再次出现解暗红色血便，11 月 2 日第 2 次行经口小肠镜检查，见空肠上段两处小的黏膜缺损，大小约 0.4cm×0.5cm，表面覆有血痂，周围无明显充血表现，予亚甲蓝定位（图 3）。

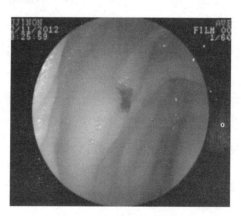
图 3 小肠镜示意图

11 月 3 日再次剖腹探查，术中肠镜定位予外科切除。

术后随访至今，未见再出血。

术后病理示：空肠中段局灶小肠黏膜下层及平滑肌层内见血管动静脉异常增生、吻合、充血、出血及组织水肿；浆膜纤维素及炎细胞渗出，两切缘及其余小肠组织未见明显病变。诊断为小肠血管畸形。

最后诊断：①小肠血管畸形出血（小肠杜氏病 Dieulefoy 病）。②失血性休克。

分析与讨论：本例患者因"反复解暗红色血便 3 年余，再发 3 天"于我院首次入院。整个诊疗过程经历了胃镜、结肠镜和 1 次小肠镜，两次剖腹探查均找不到出血原因，直到第 2 次小肠镜才发现出血病灶，第 3 次手术明确出血病灶后行手术切除病变肠段，术后病理明确为小肠血管畸形。最终诊断为小肠杜氏病（Dieulefoy 病）。经随访多年，未再出现消化道出血的情况。

杜氏病（Dieulefoy 病）是消化道血管畸形的一种，指胃肠道黏膜下恒径动脉畸形而引起的出血，可发生于消化道的任何部位。常见于胃底贲门下 6cm 范围，少数位于十二指肠、空肠、回肠、结肠等处，占消化道出血的 0.3% ~6.8%。杜氏病临床通常表现为无先兆症状的、突发的、反复发作的消化道大出血，病变隐匿，病情凶险。本病出血机制尚不清楚，可能由缺损的消化道黏膜病变处扭曲的动脉自发性破裂所致。饮酒、药物常为诱因。本病的另一个特点是出血可暂时停止，期间内镜检查见不到血迹残留或出血灶。

杜氏病的诊断：杜氏病的临床表现缺乏特异性，胃镜检查成为本病的主要诊断方法，特别是急诊胃镜检查。初次内镜检查，确诊率为 49%。33% 的病例需再次或多次内镜检查以明确出血部位。选择性腹腔动脉造影在活动性出血速度达 0.5 mL/min 以上时，可见造影剂从胃左动脉分支进入胃腔，明确出血部位及性质，因而阳性率高。但该方法在设备和技术上要求较高。如内镜反复检查均为阴性，或介入未能发现出血部位，外科手术探查为一种不可替代的方法。

杜氏病的内镜下表现主要有：①孤立性黏膜缺损，直径 2 ~5mm，周围无明显炎症。②黏膜缺损中央有时可见凸出的血管走行。③裸露的血管上可见渗血、血痂或搏动性出血，或见破裂小动脉由血栓堵塞，呈"火柴头"样。④偶见小血管凸出正常黏膜表面，且有搏动性出血。

杜氏病的病理特征为：①病灶处胃黏膜局部点状缺损，常伴有类纤维素坏死。②缺损部有粗大的厚壁动脉样。③胃黏膜糜烂区中央可见塌陷的小血管，黏膜肌层动脉管径明显较粗且有扭曲，病灶周围无炎症改变。④邻近动脉有粗大的厚壁静脉。⑤固有层有淋巴组织汇聚。

杜氏病的治疗：本病内科单纯药物治疗效果差，因发病机理与常见消化道出血病因不同，故抑酸治疗效果差，病情易反复。目前认为，内镜下治疗为首选。有报道显示，止血成功率为 70% ~80%。内镜下治疗有多种方式，包括喷洒止血药物、注射治疗（包括硬化剂及肾上腺素等）、内镜下套扎技术及钛夹止血术等。如内镜下治疗效果不佳，也可选择介入栓塞及外科手术。

总之，杜氏病出血量大，速度快，病死率高，由于缺乏明显的临床特征及对此病认识较少，因此必须了解和掌握该病的临床特征和内镜表现，以减少误诊或漏诊。一经确诊，应优先考虑内科内镜治疗。对止血失败者，应尽快采取手术治疗，以免延误时机。临床中应根据患者的症状和体征评估出血程度，决定使用何种方法进行有效治疗。特别需要把握内科非手术治疗和手术治疗的尺度，既要慎用剖腹探查，又不能贻误急诊手术时机。

反复解黑便——十二指肠降部异位静脉曲张出血的诊治思考

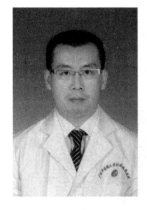

宋杰，广西中医药大学附属瑞康医院消化内科副主任医师，毕业于广州中医药大学，硕士研究生。中国民族医药学会脾胃病分会理事，广西中医药学会脾胃病专业委员会委员。长期在临床一线工作，从事胃肠镜及小肠镜下疾病诊治，擅长消化道出血、胆胰系统疾病及咳嗽、胃脘痛等中医辨证施治；临证擅长运用八纲辨证及六经辨证，曾跟师广东省名老中医陈福如先生、李健教授，山西省名中医肖汉玺、李宏渊老师。临证中践行马新童老师"天地人合参，神气形同调，病脉证并治"的思想体系，注意身心疾病诊治。现跟师林寿宁先生、雷力民先生参与名中医工作室工作。

患者莫某，60岁，男，因"反复解黑便3个月，再发两天"，于2014年5月入院。

现病史：患者诉3个月前无明显诱因下出现解柏油样黑便，1天2~3次，稍成形，量不详，伴头晕、心慌，无恶心、呕吐，无呕血、发热。发病后到当地三甲医院住院治疗，行胃镜、肠镜及腹部CT等检查，诊断为乙肝肝硬化失代偿期；食管静脉曲张；原发性肝癌？经抑酸、止血及输血，先后两次内镜下食管静脉曲张硬化剂注射等治疗后，病情平稳出院。

出院后仍出现解黑便症状，多次在当地医院住院治疗，2014年4月行胃镜、肠镜复查，结果示电子胃镜提示食管静脉曲张（轻度）；胃毛细血管扩张症。电子肠镜提示结肠毛细血管扩张，均未发现活动出血现象，考虑"小肠出血"。经相应止血处理后，症状好转，但仍时解黑便。入院前两天，患者再次出现解柏油样便，共4次，量较多，具体不详，无明显头晕、心悸，无呕血。今日为进一步诊疗收住我科。

既往史：既往有40余年慢性乙型肝炎病史，未监测肝功等指标。

体格检查：体温36.6℃，脉搏93次/分，呼吸20次/分，血压117/69mmHg。精神疲倦，中度贫血貌，肝掌及蜘蛛痣（＋），两下肺呼吸音减弱，未闻及干湿性啰音。律齐，未闻及杂音。腹平软，全腹无压痛及反跳痛，肝脾肋下未触及，移动性浊音（＋），肠鸣音正常。双下肢轻度凹陷性水肿。

实验室检查：血常规示白细胞1.98×10^9/L，血红蛋白59g/L，血小板88×10^9/L。

粪便隐血（＋＋＋）。肿瘤 6 项：甲胎蛋白 87.67 ng/mL，余正常。

乙肝两对半示乙肝表面抗原 23.04μg/mL，乙肝 e 抗体 3.20 NCU/mL，乙肝核心抗体 5.27 NCU/mL，HBV－DNA $<1 \times 10^3$ copies/mL。

输血前 4 项：梅毒螺旋体特异性抗体（TP）阴性。PT 18.5sec。

腹部彩超：肝实质弥漫性病变；胆囊壁水肿；脾大；脾静脉扩张；肝右叶实性占位；左肾囊肿。

2/5 全腹部 CT：①考虑肝硬化、脾大。②肝右后叶异常密度影，考虑结节型肝癌可能性大，请结合 MRI 进一步检查。③肝脏多发性囊肿。④提示右后叶肝内小胆管结石。⑤左肾小囊肿（图 1、图 2）。

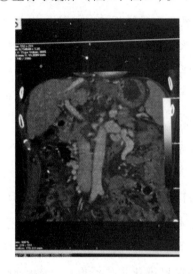 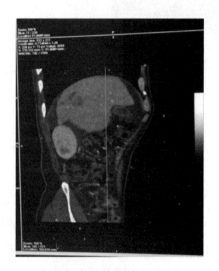

图1　全腹部 CT 平扫增强（5 月 2 日）示意图 1　　图 2　全腹部 CT 平扫增强（5 月 2 日）示意图 2

初步诊断：①上消化道出血（食管静脉曲张破裂出血？）。②乙型病毒性肝炎后肝硬化失代偿期（结节恶变？）。

诊治经过：5 月 6 日胃镜：①十二指肠降部黏膜隆起（静脉曲张？囊肿？）。②食管静脉曲张（轻度）。③食管静脉曲张硬化剂注射治疗后改变。④慢性非萎缩性胃炎。

超声示十二指肠降部病灶处见一无回声区，内见分隔状高回声带，部分呈蜂窝状改变，病灶来源于黏膜层（图 3）。

5 月 7 日胶囊内镜示胃腔内见散在鲜红色血液及散在陈旧性出血斑，十二指肠内见鲜红色血液，小肠腔及结肠腔内有大量黑色粪水，视野暴露欠清（图 4）。

住院期间解糊状黑便次数增多，每日 3～4 次，每次约 100mL，无呕血、发热。科室讨论，再次回顾病例及影像学资料，可见门脉旁有侧支循环开放，考虑胃镜所见十二指肠降部病灶为曲张静脉。

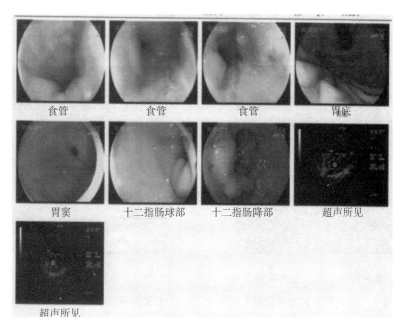

图3　无痛电子超声胃镜（5月6日）示意图

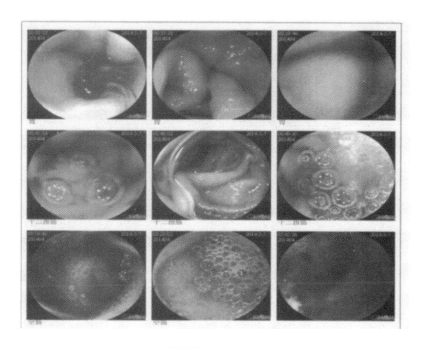

图4　胶囊内镜（5月7日）示意图

经输血、抑酸等治疗后，5月13日突然解糊状黑便4次，每次约200mL，夜间呕吐1次，呕吐物为食物残渣伴大量咖啡样物，后再次解暗红色血便6次，伴脐周持续性隐痛，头晕心慌、大汗淋漓。查体见血压107/67mmHg，心率92次/分，指脉氧98%，呼吸24次/分。查血常规示血红蛋白进行性下降至45g/L。后经多学科会诊，在手术室行气管插管下急诊胃镜检查，并行十二指肠降部曲张静脉出血组织胶止血术（图5、图6）。经治疗，患者病情逐步稳定，出院后继续服药治疗。

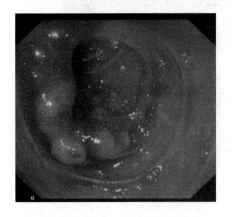 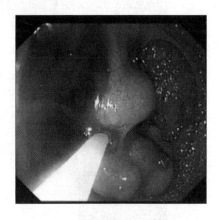

图5　急诊胃镜及十二指肠降部　　　图6　急诊胃镜及十二指肠降部
曲张静脉出血组织胶止血术示意图1　曲张静脉出血组织胶止血术示意图2

2015年1月返院复查胃镜：十二指肠降部可见一大小约0.4cm×0.4cm的黏膜缺损灶，表面有白色瘢痕浅凹陷，周边少许白苔（图7）。

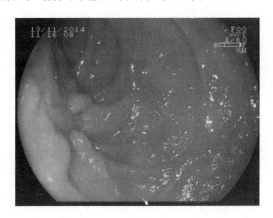

图7　2015年1月复查胃镜示意图

最后诊断：①十二指肠降部静脉曲张破裂出血。②乙肝肝硬化失代偿期（结节性肝癌?）。

分析与讨论：十二指肠静脉曲张是一种少见病，属于胃肠道异位静脉曲张（ectopic varices, EV）。近年来，随着内镜检查的普及和内镜操作规范化推广，该病发现有逐年增加趋势。解放军总院消化科总结2004年1月~2012年10月间经内镜检查的99783例患者中，检出胃肠道EV64例，检出率0.06%（表1）。

胃肠道异位静脉曲张属于门体循环间开放的侧支，可发生于除食管胃底以外的消化道任意部位，包括胃体、胃窦、十二指肠、空肠、回肠、结肠、直肠、肠道造瘘口等，但发生率很低。其危险性主要为破裂出血，从胃、十二指肠到直肠的异位静脉曲张破裂均表现为消化道出血，一般为呕血、黑便甚至便血。部分静脉曲张破裂导致的大出血可表现为呕血，甚至出现循环衰竭而死亡。其中以十二指肠静脉曲张破裂大出血最为常见，病死率可达40%。本病治疗的主要目的是预防和治疗出血。因其主要原因仍是门静脉高压症，故针对门静脉高压症所采取的预防措施均属常规治疗。采用内镜下静脉内注射组织胶氰基丙烯酸酯治疗往往效果良好，止血成功率为90%，但早期再出血的可能性会高达40%。

表1 胃肠道异位静脉曲张的临床特点

临床特征	例数	临床特征	例数
病因		病灶分布	
肝硬化	52	胃窦	5
病毒性*	39	十二指肠	37
自身免疫性	3	结肠	2
酒精性	5	直肠	17
胆汁淤积型	3	回肠末端及全结直肠	1
不明原因	2	吻合口	2
肝外门静脉梗阻	4	治疗方式	
先天性静脉异常	8	组织胶治疗	9
主要症状		套扎	1
呕血	7		
黑便	23		
失血性休克表现	5		

注：* 主要为乙型肝炎病毒及丙型肝炎病毒

静脉曲张位于十二指肠，其腔内情形介于食管中段（缺乏括约肌的作用）和胃底（不存在局部胃腔自我压迫止血作用）之间，但曲张静脉不像胃曲张静脉那样粗，也不存在十二指肠腔自己压迫止血作用，因而解剖部位特点决定了应该选择的治疗方式。十二指肠静脉曲张的内镜下治疗有静脉曲张硬化治疗、组织黏合剂治疗和套扎治疗，各种治疗方法在使用上均有其使用范围。硬化剂的注射对于直径过细的血管很难准确扎入，而且注射后局部易形成溃疡。组织黏合剂对于过细血管也很难准确扎入，适合较粗大的静脉，能够迅速填塞血管腔，不易发生异位栓塞。

经验教训：对于肝硬化合并反复上消化道出血患者，尤其行食管胃底静脉曲张镜下止血后仍反复出血者，胃镜复查一定要做到十二指肠降部。该处异位静脉曲张容易被忽视。

慢性腹泻——胃空肠吻合口横结肠瘘的诊治思考

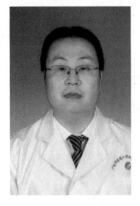

杨文，广西中医药大学附属瑞康医院消化内科主治医师。毕业于广西医科大学，获硕士学位（消化内科专业）。曾赴华西医院学习炎症性肠病。从事消化内科的医疗工作 8 年，能够熟练诊治消化道出血、反流性食管炎、肠易激综合征、慢性胃炎、大肠息肉、消化性溃疡等常见病、多发病，内镜操作熟练，能够进行内镜下治疗。

患者男，63 岁，因"反复腹泻 1 年余，再发加重两天"，于 2019 年 3 月 23 日入院。

现病史：患者 1 年前无明显诱因下出现解稀烂便，偶有水样黏液便，每日 8 ~ 10 次，无里急后重，无解黑便、血便，大便次数与进食相关，停止进食后无腹泻，偶尔反酸、呕吐，呕吐物为胃内容物，无咖啡样物，偶尔脐周阵发性隐痛，无放射痛。曾就诊于多家医院，治疗效果欠佳，为求进一步诊治入住我科。

既往史：患者于 2000 年因胃穿孔行胃大切术（具体不详）。同年在广西某三甲医院因右肾占位行右肾切除术，有乙肝病毒携带史，有输血史。余无特殊。

体格检查：体温 36.3℃，脉搏 78 次/分，呼吸 20 次/分，血压 120/80mmHg。贫血貌，形体消瘦，淋巴结未触及，心肺查体无特殊，腹平软，全腹无压痛及反跳痛，未触及包块，肝脾未触及，Murphys 征（-），移动性浊音（-），肠鸣音稍活跃、7 ~ 8 次/分，双下肢无凹陷性水肿。

辅助检查：血常规示白细胞计数 8.28×10^9/L，中性粒细胞百分比 71.4%，血红蛋白 105g/L，血小板计数 313×10^9/L。大便培养及大便常规均正常。钾 3.16mmol/L，白蛋白 21.5 g/L。心功能、肾功能、血脂、血糖、甲功均正常。肿瘤抗原糖类抗原 125 100.70 U/mL。

腹部立位片提示不全性肠梗阻（图 1）。

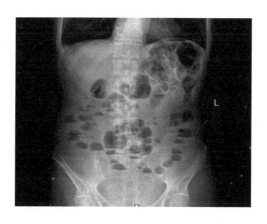

图1 腹部立位片

腹部超声示胆囊结石。右肾切除术后。肝、胰、脾、左肾回声及血流未见明显异常。

肠镜因患者肠道粪便较多，进镜至降结肠无法继续进镜，予以退镜。所见大肠黏膜未见明显异常。

胸部CT平扫及全腹CT平扫+增强：①回盲部肠壁增厚。②腹水。③肝脏多发小囊肿。④胆囊结石。⑤右肾未见显示。⑥肺部感染，并两侧少量胸腔积液（图2）。

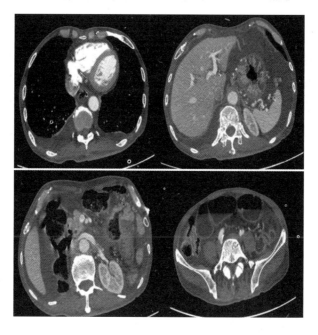

图2 胸部CT平扫及全腹CT平扫+增强示意图

初步诊断：腹泻查因。

诊疗经过：入院后予以胃肠减压，禁食，深静脉穿刺，置管补充营养、电解质，并予抑酸、护胃等对症支持治疗。为进一步确诊，3月29日和4月2日行胃镜检查。

3月29日胃镜示胃底、胃体见较多食物潴留，影响观察，吻合口有一较大溃疡，底不平，被白苔，因较多食物潴留，无法窥清全貌；输入袢通畅，输出袢见少量粪臭样内容物涌出。内镜下诊断：①空肠结肠瘘？②吻合口溃疡。③胃潴留。④反流性食管炎。⑤胃大切术后（毕Ⅱ式）。见图3。

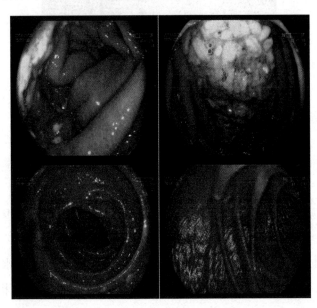

图3　无痛胃镜示意图

因患者上次胃镜有胃潴留，无法完全看清病灶，经充分禁食后2019年4月2日再次行胃镜检查。内镜下吻合口见一较大溃疡，被厚白苔，输入袢通畅，进入输出袢后约10cm可见较多黄色粪便，继续进镜可见结肠黏膜。

内镜下诊断：①空肠结肠瘘。②吻合口溃疡（待病理）。③反流性食管炎C级。④毕Ⅱ式术后改变。见图4。

病理示吻合口溃疡。送检组织6小点，其中二点溃疡底部改变，其余点为黏膜慢性炎，免疫组化表达，溃疡处CK-P（-），CEA（-），EMA（-），Villin（-），Ki-67（-），CK7（-）。特殊染色：PAS（-），建议随访。

根据胃镜检查结果，我们考虑患者为胃大切术后空肠结肠瘘，经外科会诊后有手术探查指征，但患者拒绝，签字出院。

出院后，症状仍反复发作，2019年11月20日再次入住我院。12月26日行手术治疗。术中见胃空肠吻合口横结肠瘘，行远端胃部分切除术伴胃空肠吻合术＋横结肠部分切除术＋肠粘连松解术。

最后诊断：①胃空肠吻合口横结肠瘘。②胃大切术后。

分析与讨论：慢性腹泻的原因有很多，是临床诊断及鉴别诊断的难点。

该患者以腹泻为主诉，腹泻的特点为与进食相关，吃的多腹泻次数多，不吃不腹

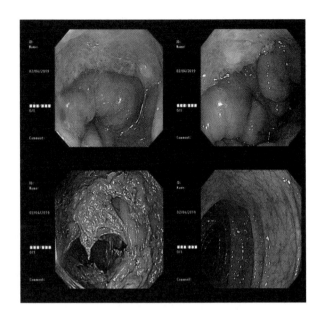

图4　无痛胃镜示意图

泻，符合渗透性腹泻。渗透性腹泻是由于肠腔内存在大量高渗性食物或药物，体液水分大量进入高渗状态的肠腔而致，临床特点是禁食48小时后腹泻停止或缓解。

该患者既往有胃大切手术史，长期反复腹泻，且与饮食相关，经胃肠镜检查、手术探查证实胃空肠吻合口横结肠瘘。食物未经小肠充分消化和吸收，很快进入结肠，出现渗透性腹泻，伴有贫血和低蛋白血症。

胃大切术后出现结肠瘘的原因很多。据文献报道，临床所见胃大切术后的结肠瘘患者，多与手术医生经验及技术水平相关。常见病因：①胃切除范围不足。②胃窦部未切除，或残留胃黏膜G细胞继续分泌胃泌素。③胃迷走神经切断或切断不完全。④首次手术中胃泌素瘤未发现。另外，术中损伤胰腺，造成胰瘘。胰液不能及时、彻底引流，可能会腐蚀吻合口，造成吻合口瘘。术前贫血、糖尿病、低蛋白血症也是发生瘘的一些重要原因。

该患者于10多年前行胃大切术，但近1年才开始出现反复腹泻，所以其腹泻并不是因为胃大切手术误将回肠与胃吻合所致。治疗上有内科保守治疗和外科手术治疗。

内科保守治疗主要以质子泵抑制剂抑制胃酸、胃黏膜保护剂保护胃黏膜为主。若患者合并贫血、低蛋白血症，应充分营养支持，如全胃肠外营养、补充白蛋白、血浆等。外科手术治疗的预后明显优于内科保守治疗。

手术的目的是切除瘘管并防止复发。术中应探查残胃大小、胃窦是否残留、胰腺是否有肿块，并针对病因选择术式。手术时应尽量剥离并切除瘘管，残胃远端及相连两端部分空肠和部分结肠做整块切除，再重建消化道连续性。

该患者为良性病变，因此外科采取了远端胃部分切除术伴胃空肠吻合术＋横结肠部分切除术＋肠粘连松解术。本病例的启示是，有胃大切手术史，以慢性腹泻为主要临床表现，尤其是出现渗透性腹泻者，要考虑吻合口溃疡瘘，或输入袢、输出袢瘘的可能。特别是患者有粪性呕吐物时，要高度怀疑有结肠瘘的可能。可通过完善胃肠镜、钡餐、钡剂灌肠等检查明确诊断，必要时需结合外科手术探查。

反复解黑便——十二指肠降部神经内分泌肿瘤的诊治思考

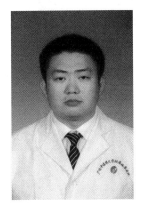

林裕元，广西中医药大学附属瑞康医院消化内科主治医师，中医学硕士，长期从事脾胃病的临床工作，擅长中西医结合治疗慢性胃炎、胃肠道息肉、功能性胃肠病、肝硬化等。

患者马某，女，61岁，因"反复解黑便两年"，于2019年5月6日入院。

现病史：患者自诉两年前无明显诱因下反复出现解黑便，1日2~3次，质烂，量不详，伴腹部胀痛，无呕血、里急后重、畏寒、发热等不适。自服肠炎胶囊，症状稍缓解，仍反复解黑便，间隔时间不等。发病后曾于2018年12月20日在当地医院查电子胃镜，提示十二指肠球部息肉；浅表性胃炎。2019年1月在当地医院行电子肠镜，提示内痔。2019年4月2日再次出现解黑便，2019年4月5日在当地医院行胶囊内镜检查：①小肠肿物性质待查（息肉?）。②小肠血管畸形。现患者为进一步诊治来我院就诊，门诊拟"消化道出血（小肠出血?）"收治入院，患者近1年体重下降4kg。

既往史：无特殊。

体格检查：生命体征正常，心肺查体未见明显异常。腹平软，无压痛、反跳痛，肝脾未及，未触及包块，肠鸣音正常。

实验室检查：血常规示白细胞计数 7.95×10^9/L，血红蛋白115g/L，血小板计数 258×10^9/L。凝血功能、肿瘤标记物、肝肾功能等均未见明显异常。

初步诊断：消化道出血（小肠出血?）。

诊治经过：2019年5月7日行小肠镜，见十二指肠降部有一大小约1.2cm×1.5cm的黏膜隆起，表面光滑，无凹陷，小肠黏膜未见明显器质性病变。考虑十二指肠降部肿物所致出血可能。见图1、图2。

5月9日行超声胃镜见十二指肠降部黏膜肌层低回声改变，大小约1.2cm×1.5cm×1.2cm，诊断间质瘤可能。见图3。

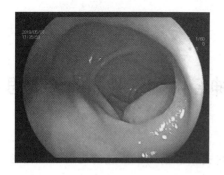 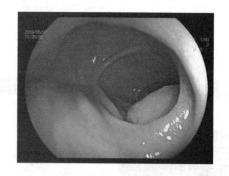

图1　小肠镜示意图1　　　　　　　　　图2　小肠镜示意图2

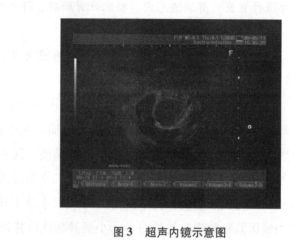

图3　超声内镜示意图

5月10日全腹部CT平扫+增强：①十二指肠降段左侧壁小结节，异位胰腺？②肝多发小囊肿。③左肾小囊肿。见图4、图5。

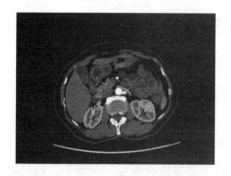 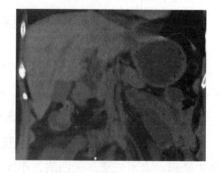

图4　全腹部CT平扫+增强示意图1　　　图5　全腹部CT平扫+增强示意图2

患者消化道出血考虑为十二指肠间质瘤出血可能，于5月15日转入胃肠外科手术治疗。

5月17日全麻下行十二指肠降部周围肿物切除术+肠粘连松解术。术后病理示十二指肠降部神经内分泌瘤（NET，G2）；肿瘤大小1.5cm×1.2cm×1.0cm，肿瘤分布于肠壁黏膜层至深肌层；核分裂约两个/10HPF。免疫组化示 CK – P（＋），CgA（＋），CD$_{56}$（＋），Syn（＋），CEA（－），CK$_{20}$（－），CK7（－），Ki – 67（4%～5% ＋）。见图 6、图 7。

术后随访半年，患者诉已无黑便。

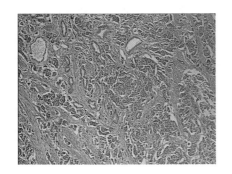 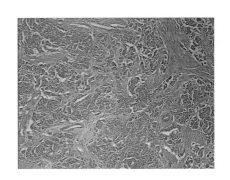

图6　术后病理示意图1　　　　　　　图7　术后病理示意图2

最后诊断：十二指肠降部神经内分泌肿瘤并出血（NET，G2）。

分析与思考：患者反复解黑便两年，当地医院行胃肠镜检查未能明确出血原因，胶囊内镜考虑小肠出血。我科入院时考虑为不明原因消化道出血，主要考虑方向为小肠出血，而小肠出血原因主要为血管畸形、间质瘤、憩室等。但在行小肠镜时发现，十二指肠降部有隆起病变，结合超声内镜及CT检查，初步考虑十二指肠降部间质瘤出血可能。患者转胃肠外科后手术病例提示神经内分泌瘤。

十二指肠降部神经内分泌肿瘤属胃肠道神经内分泌瘤，之前称十二指肠类癌，直至WHO2000年分类系统中，才被称为"神经内分泌肿瘤"。近年来，其发病率呈上升趋势，年发病率在2～5/10万人，任何年龄均可能发生。胃肠道的神经内分泌瘤最多见于回肠，其次是阑尾、直肠、胃和结肠。

十二指肠降部神经内分泌肿瘤是一种起源于十二指肠黏膜隐窝深部Kulchitsky颗粒细胞的特殊类型肿瘤，细胞在显微镜下呈方形、柱状、多边形或圆形。细胞核均匀一致，细胞质内含有嗜酸性颗粒。电子显微镜观察，细胞内含有较大而多形的颗粒，银染色反应阳性，故又称嗜银细胞瘤。本病发展缓慢又极少转移，属低度恶性肿瘤，初期属良性，后期增大则变为恶性，并可发生转移。

本病临床表现多不典型，可表现为十二指肠肿瘤引起的局部症状及体征，如腹部包块、消化道出血、十二指肠梗阻等。可合并有淋巴结及肝转移等，部分有功能的神经内分泌瘤患者可出现类癌综合征，主要表现包括皮肤潮红，腹痛、腹泻，哮喘样呼吸道症状，皮肤粗糙、流泪、眼部疼痛、视物模糊等眼部症状，以及精神状态改变等。

本病诊断主要依靠内镜检查。十二指肠镜检查可在直视下观察到病变的部位、形态和范围，并直接取材活检。行组织病理学检查是诊断的最有力方法。肿瘤起源于黏膜下层，内镜活检取材常有其局限性，假阴性率较高，因此，剥离切除活检容易获得明确诊断。由于肿瘤瘤体较小，特别是位于乳头部的不易与炎性肿胀的乳头区分，因此临床上易误诊，常因梗阻性黄疸而误诊为胆道结石或乳头炎性狭窄，以致反复行十二指肠乳头切开或胆管插管引流，导致病变不能及时诊断。

神经内分泌瘤对化疗及放疗均不敏感，目前认为能够根治的唯一有效的一线治疗方法仍然是手术完整切除原发病灶和可能存在转移的区域淋巴结。早期手术效果尤好，已发生转移的患者也有必要进行手术治疗，切除大的原发病灶也能减轻和消除症状。根据原发肿瘤的部位、大小、浸润程度、有无淋巴结受累及肝脏等远处转移可制定具体的手术方案。可选择局部切除、十二指肠肠段切除及胰头十二指肠切除。如肿瘤最大径在 1.5cm 以下、肿瘤结节表面无凹陷和溃疡形成、未见所属淋巴结或远隔脏器转移，则可试行内镜十二指肠黏膜下肿瘤局部切除术。对内镜切除标本必须进行仔细全面的组织学检测，若发现肿瘤细胞异型性明显或肿瘤浸润脉管、有残留等，应再次内镜扩大切除或外科手术切除。

该病例的经验教训：对于不明原因消化道出血患者，要评估是否有多次行胃肠镜检查的必要。该患者病变位于十二指肠降部，当地胃镜未发现明确出血病灶。根据病情，有必要时需评估是否行胃肠镜复查，避免遗漏一些微小或隐蔽的病灶。同时在行胃镜检查时，应尽量进入到十二指肠降部仔细观察。

发热腹痛孕妇——缺血性结肠炎的诊治思考

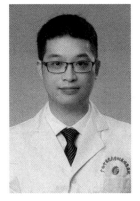

农辉，广西中医药大学附属瑞康医院消化内科主治医师。毕业于广西医科大学，获医学硕士学位，从事消化内科临床工作，熟练诊治消化道出血、急性胰腺炎及溃疡性结肠炎等消化内科常见病、多发病。目前主持广西壮族自治区自然科学基金1项，研究方向为溃疡性结肠炎的机制。

患者女，31岁，因"停经6个月，发热伴腰痛10余天"，于2018年12月25日入住我院产科。

现病史：患者末次月经7月11日，停经30天测尿HCG阳性。规范产检；产检行糖耐量检查、定期监测胎心胎位、胎儿彩超均未见明显异常。12月12日开始出现发热，体温最高38℃，就诊于当地医院，经退热抗炎处理后，症状缓解。12月13日再次出现发热，伴右侧腰痛，呈间歇性绞痛，每次持续5~6分钟，至当地医院就诊，行彩超提示右肾积水，经治疗后症状未见改善，仍反复发热及腰痛，遂入住我院产科。

既往史：平素体健。

月经婚育史：平素月经周期规律，末次月经2018年7月11日，孕0产0，爱人体健。

入院查体：体温38.2℃，脉搏122次/分，呼吸21次/分，血压106/70mmHg，心肺查体未见明显异常。腹隆起与孕周相符，腹软，无明显压痛及反跳痛，肝脾触诊不满意，双肾区叩击痛，右侧为主。双下肢无水肿。

辅助检查：血常规示白细胞25.77×10^9/L，中性粒细胞百分比90.7%，红细胞3.50×10^{12}/L，血红蛋白86g/L，血小板524×10^9/L。

凝血6项：凝血酶原时间11.9s。D-二聚体2.48ug/mL↑。纤维蛋白原5.29g/L↑。肝功示白蛋白30.6g/L。

电解质：钾3.32mmol/L，钙1.99mmol/L。CRP 119.2mg/L。降钙素0.21ng/mL。心酶示肌钙蛋白0.073ng/mL。凝血功能、输血前3项、尿常规、粪便常规、肾功能、乙肝两对半、BNP、血尿淀粉酶测定均未见异常。

初步诊断：①孕1产0孕23+6周。②发热待查（肾积水并感染）？

诊疗经过：入院后产科予头孢唑林抗感染、解痉止痛等对症处理，但仍发热，体温最高39.1℃，伴下腹部隐痛，解水样便，12月27日出现解少量鲜红色血便。

12月28日腹痛加剧，病情进一步加重，产科随即进行全院大会诊。我科会诊医生当时对患者进行查体后发现有全腹部压痛、反跳痛及肠鸣音减弱，考虑可能存在急性腹膜炎。经与患者及家属商议后，立即完善全腹部CT平扫，诊断降结肠及部分乙状结肠肠壁水肿，肠周少量渗出改变。见图1。

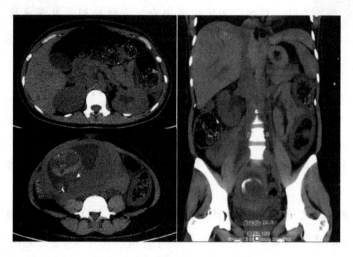

图1　全腹部CT平扫

做完CT后当天立即由产科转入我科，转入时患者仍诉腹痛，伴胸闷及腰痛。查体见腹肌紧张，全腹压痛、反跳痛，肠鸣音减弱，双肾区叩击痛。

进一步完善全腹部增强CT，示降结肠及部分乙状结肠肠壁水肿，肠周少量渗出改变。见图2。

为进一步明确诊断，在征得患者及家属同意后，当天晚上对患者进行了急诊床边肠镜。术中可进镜至距肛30cm处，因粪便较多影响视野，患者无法耐受而停止进镜。距肛10~30cm处可见黏膜充血肿胀，弥漫多发点片样及纵行溃疡改变，部分肠腔见黄白色分泌物附着，镜下诊断：缺血性结肠炎？伪膜性肠炎？见图3。

12月29日，我科对该患者进行讨论并认为：①患者为年轻孕妇，体内处于高凝状态。②患者有腹肌紧张、压痛及反跳痛等腹膜炎体征。③全腹部CT提示降结肠、乙状结肠肠壁水肿增厚，肠周有渗出。④肠镜下可见纵行溃疡，颜色稍苍白。以上均不符合伪膜性肠炎的表现，因此，考虑该患者为缺血性结肠炎。

经抗血小板聚集、罂粟碱改善微循环，同时予舒普深+奥硝唑加强抗感染，治疗后第2天腹痛、腹胀及解血便症状较前缓解。

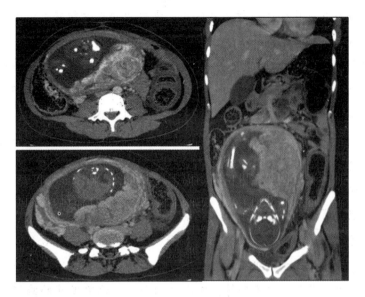

图2　全腹部CT增强示意图

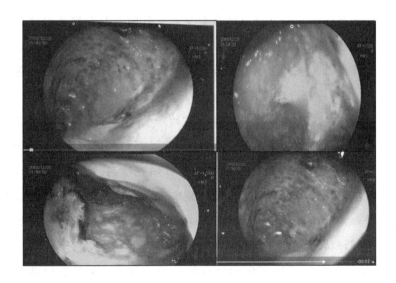

图3　床边急诊结肠镜示意图

12月31日复查血常规示白细胞$10.89 \times 10^9/L$，中性粒细胞百分比83.0%，血红蛋白73g/L。

2019年1月2日病情明显改善，已无明显腹痛及血便情况。复查血常规示白细胞$6.98 \times 10^9/L$，中性粒细胞百分比75.4%，血红蛋白76g/L，于1月10日办理出院。

最后诊断：①缺血性结肠炎。②孕1产0孕23+6周。

分析与讨论：本例患者为年轻孕妇，最早以发热及腰痛为临床表现，入院后逐渐出现腹痛、解血便、腹肌紧张、全腹部压痛及反跳痛等，全腹部CT平扫及增强提示降结肠及乙状结肠肠壁水肿，肠周渗出明显，并通过肠镜检查发现直肠及乙状结肠黏膜充血肿胀，弥漫多发点片样及纵行溃疡改变，考虑为缺血性结肠炎，采用抗血小板聚集、改善微循环、抗感染等相应治疗后症状得到改善，最终明确诊断为缺血性结肠炎。

缺血性结肠炎（ischemic colitis，IC）是肠系膜血管狭窄、闭塞或血压低所致结肠壁供血不足、回流受阻而引起的结肠壁缺血、坏疽，继发细菌感染而引起的结肠炎，病变多累及左半结肠，是下消化道出血的第二位病因。随着人口老龄化、动脉硬化相关疾病发病率增加，缺血性结肠炎的患病率有所增加，但目前有关缺血性结肠炎患病率的流行病学资料尚不多见。据统计，我国缺血性肠病中本病约占50%，其中90%为老年患者（≥60岁）。

缺血性结肠炎常见病因包括动脉梗死、静脉阻塞、血流量灌注不足、肠腔内压增高及腹部手术等。生理性因素主要有心力衰竭、全身炎症反应综合征、心房颤动、动脉血栓形成等。医源性因素有腹主动脉瘤修补术、肠镜等；药物因素有化疗药物、性激素药物、利尿剂、非甾体抗炎药等。本患者为孕妇，此次发病的病因考虑与存在高凝状态有关。

临床上，缺血性结肠炎可以分为坏疽型缺血性结肠炎和非坏疽型缺血性结肠炎两种类型。典型的临床表现为阵发性腹痛、腹泻和便血三联征。突发腹痛多数为持续性隐痛或钝痛，伴阵发性加重，也可表现为发作性绞痛，多位于左侧腹部或左下腹。通常数小时后至24小时内可出现腹泻、便血，血为鲜红色或暗红色，血与粪便常相混，可有恶心、呕吐和发热。腹部体征一般在受累的肠管部位可有轻至中度压痛，肠鸣音早期活跃，后期减弱。病变可累及肠壁，全程或发生肠坏死时可有腹膜刺激征。

实验室检查可表现为外周血白细胞及中性粒细胞增高，血沉增快，血清转氨酶、淀粉酶、乳酸脱氢酶、酸磷酸激酶及碱性磷酸酶可升高，粪便检查可见红细胞、白细胞和脓细胞，潜血试验阳性。研究认为，血浆 D－二聚体水平检测可辅助诊断缺血性结肠炎，并且能够评估患者的病变程度。

CT 平扫和增强扫描可提供98%的缺血性结肠炎信息，如肠壁增厚、肠壁异常增强、肠腔扩张、肠系膜血管呈"梳状"排列、肠壁肿胀。CT 有助于缺血性结肠炎的诊断，还可以排除其他诊断和并发症，例如穿孔。

肠镜检查为诊断本病的常用方法，好发部位是左半结肠，以脾区为中心，直肠极少受累，结肠镜下表现为肠黏膜充血、水肿、浅表糜烂及溃疡，病灶呈现区域性分布，正常肠段与病变部位分界非常清楚为肠镜主要特点。镜下发现黏膜下形成水肿或出现紫蓝色小斑点结节为本病特征性表现。

本病表现因病期而异，Blackstone 将其分为 3 期：①急性期：发病初 72 小时内，黏膜充血区与苍白区相间，以后红斑融合，形成表浅溃疡，并有黏膜水肿、瘀点及黏膜下出血。活检可见炎细胞浸润，小血管内纤维素样血栓形成，腺管破坏及灶性出血。

②亚急性期：发病72小时至7天，形成纵行或匐行性溃疡，并可见明显的炎性渗出物，活检可见组织坏死及肉芽修复。③慢性期：发病两周至3个月，结肠镜示完全正常的黏膜或残存一些颗粒不平，活检可见腺体退行性变，纤维组织及肉芽组织增生，并可见较特异的含铁血黄素沉者。临床上对于50岁以上有高血压、冠心病、糖尿病等基础病，突发腹痛、便血和腹泻，大便检查排除感染性腹泻，腹部立位片正常的患者应考虑缺血性结肠炎的可能，应尽量在24~72小时内完善肠镜及病理检查。

选择性肠系膜动脉造影有助于了解血管的走行分布，发现病变部位及范围，常见的表现为血管中断和血管痉挛，动脉血栓则呈尖锐或圆形的缺损，伴完全或不完全的血管梗死。在24~48小时后重复造影可见侧支循环形成。

缺血性结肠炎治疗的目的是减轻肠道缺血损伤的范围和程度，促进损伤组织的修复。内科治疗包括：①一般治疗，包括禁食、胃肠减压、静脉补液维持水电解质及酸碱平衡，积极治疗原发病。②及早足量给予广谱抗生素，以减轻肠缺血和内毒素血症。③在充分扩容补充血容量的基础上应用罂粟碱等，以扩张肠系膜血管。④应用降低血黏度的药物，如低分子右旋糖酐。⑤应用谷氨酰胺等促进肠黏膜屏障恢复的药物。⑥抗氧化和抗自由基治疗。

缺血性结肠炎是一种消化科常见疾病，但妊娠合并缺血性结肠炎极为罕见，有时临床症状不典型，需注意与急性肠炎、急性胰腺炎、急性阑尾炎等疾病相鉴别。同时，对患者的诊治过程中，CT及肠镜检查对疾病的诊断起到了关键性作用。因此，临床医生应加深对本病的认识，尽可能做到早发现、早治疗，阻止病情进一步恶化。

上腹痛伴呕吐——嗜酸性粒细胞胃炎的诊治思考

广西中医药大学附属瑞康医院　农辉

患者女，54岁，因"反复上腹痛伴呕吐7年，再发加重1周"，于2018年6月16日入院。

现病史：患者自述7年前开始反复出现上腹部疼痛，呈阵发性烧灼痛，每次持续1~2小时可自行缓解，发作时偶有恶心呕吐，呕吐物为胃内容物及黄绿色胆汁，与饮食及排便无明显关系。病后多次在外院及我院反复诊疗。最近1次为2018年4月于外院住院诊疗，当时查血常规示白细胞4.44×10^9/L，嗜酸性粒细胞比例9.3%。血淀粉酶、肝肾功能、电解质、心酶、甲状腺功能未见明显异常。全腹部CT平扫＋增强示胆囊术后缺如。上消化道钡餐未见异常。肠镜示直肠小息肉，病理示管状腺瘤。胃镜示慢性非萎缩性胃炎伴隆起糜烂，病理示轻度慢性浅表性炎。住院期间经抑酸、护胃等对症处理后症状缓解出院。近1周上症再发，遂入住我科。发病以来，食欲欠佳，大小便正常，体重未见明显减轻。

既往史：2011年发现有支气管哮喘病史，发作时雾吸舒利迭可缓解；有阿奇霉素过敏史；20年前因胆囊炎行胆囊切除术。有肝吸虫病病史。

体格检查：生命体征正常，心肺查体未见明显异常。腹平软，上腹部轻压痛，无反跳痛，余无特殊。

辅助检查：入院后查血常规。红细胞5.19×10^{12}/L，嗜酸性粒细胞比例9.2%，血红蛋白128g/L。自身抗体15项示抗Sm抗体弱阳性。输血前三项、尿常规、粪便常规、肝肾功能、乙肝两对半、凝血功能、血淀粉酶测定、葡萄糖－6－磷酸脱氢酶、红斑狼疮细胞、抗核抗体、血沉等均未见异常。

初步诊断：①腹痛查因。②支气管哮喘。

诊疗经过：入院后进一步完善全腹部CT平扫＋增强：①肝脏右前叶下段小结节低密度影，囊肿？②肝内胆管轻度扩张。③胆囊术后缺如。患者入院后经完善相关检查，未能发现可解释腹痛的病因，考虑有无功能性腹痛的可能。患者反复上腹部疼痛伴呕吐，严重时予抑酸护胃，甚至曲马多止痛均不能缓解。疼痛明显时可诱发哮喘急性发作，经静滴地塞米松后胸闷气紧及腹痛症状可明显缓解。与患者沟通后，决定再次复查胃肠镜。

胃镜示：①胃多发息肉+钳除术。②慢性非萎缩性胃炎伴隆起糜烂。

病理提示：①胃底腺息肉。②胃窦、胃体、十二指肠球部黏膜固有层内均可见嗜酸性粒细胞。见图1、图2。

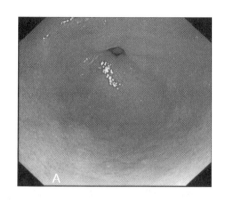

图1 胃镜示意图

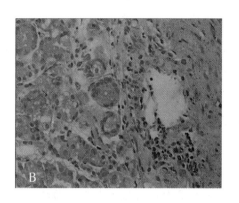

图2 胃镜病理示意图

肠镜示黏膜未见明显异常，分别于回肠末端、升结肠、横结肠、降结肠及直肠活检。肠镜病理示回肠末端小肠黏膜慢性炎，固有层见极少量嗜酸性粒细胞散在浸润。升结肠大肠黏膜慢性炎，固有层见少量嗜酸性粒细胞散在浸润。横结肠大肠黏膜慢性炎，固有层未见嗜酸性粒细胞浸润。降结肠大肠黏膜慢性炎，固有层见极少量嗜酸性粒细胞散在浸润。直肠大肠黏膜慢性炎，固有层见极少量嗜酸性粒细胞散在浸润。见图3、图4。

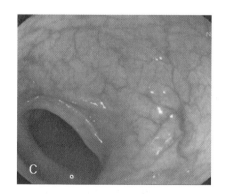

图3 肠镜示意图

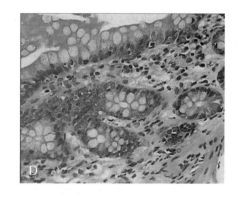

图4 肠镜病理示意图

结合患者症状、体征及各项实验室检查结果，考虑嗜酸粒细胞性胃炎。每日予口服泼尼松25mg诱导缓解，症状缓解后出院。用药两周后逐渐减量，并定期门诊复诊，减量过程中症状偶有反复，调整用量后均可缓解。

最后诊断：①嗜酸粒细胞性胃炎。②支气管哮喘。

分析与讨论：本例患者为中年女性，既往有支气管哮喘病史，此次入院以反复上腹痛及呕吐为主要临床表现。腹痛严重时给予常规抑酸护胃或止痛治疗均不能缓解，入院后查血常规提示嗜酸性粒细胞比例升高，胃镜下对胃窦、胃体及十二指肠球部多部位的活检均可见嗜酸性粒细胞浸润，且经过口服激素后腹痛及呕吐症状能得到明显改善，最终确诊为嗜酸粒细胞性胃炎。

嗜酸粒细胞性胃肠炎（eosinophilic gastroenteritis，EG）是一种罕见的、表现多样的、以嗜酸性粒细胞浸润、可累及胃肠道多层组织为特征的胃肠道嗜酸性粒细胞增多性疾病，根据受影响的胃肠道及受累的程度有不同的临床表现。本病可发生于任何年龄段，发病年龄从25～77岁均有报道，多见于20～50岁，男性稍多于女性。最常受累的器官是胃和十二指肠，也可累及从食管到直肠的整个消化道。

嗜酸粒细胞性胃肠炎的病程常为长期存在和间断发作，成年患者20%左右为食物过敏因素，部分患者有个人或家族变态反应性疾病，如哮喘或过敏性鼻炎病史。

本病最常见的临床表现为腹痛、腹泻，其次为恶心、呕吐及腹水等。根据所累及的主要肠道层次，大致可分为三类：①黏膜层病变型：典型症状为脐周腹痛或肠痉挛、恶心、呕吐、腹泻和体重减轻。②肌层病变型：典型临床表现为肠梗阻或幽门梗阻，胃肠蠕动减弱或消失，并出现相应的症状和体征，较常见的是腹部绞痛，伴恶心呕吐。病变累及食管肌层时，可引起贲门失弛缓症。③浆膜层病变型：此型少见，典型临床表现为腹水。腹水中含有大量嗜酸性粒细胞，往往消化道全程均已累及。此型患者常伴有过敏和变态反应性疾病史。

辅助检查方面，80%患者的血常规提示嗜酸细胞增多，同时白细胞计数及嗜酸细胞百分比均明显增高。外周血嗜酸细胞增多的程度与症状的严重程度相关。嗜酸性胃肠炎的影像学检查缺乏相应的特异性，60%的患者X线表现可完全正常，CT检查可发现肠壁和浆膜层增厚，局部肠系膜淋巴结肿大和腹水。内镜下多点活检对嗜酸性粒细胞胃肠炎的诊断具有重要的意义。尤其是黏膜层病变型患者，几乎可通过内镜检查确诊。内镜下可能在宏观表现上是正常的，或见到胃肠道黏膜皱襞粗大、充血、溃疡或结节形成。目前认为，当考虑嗜酸性粒细胞胃肠炎诊断时，病变部位嗜酸细胞浸润的程度必须达到每高倍视野10～50个细胞。对于存在腹水的患者，必须行诊断性腹腔穿刺，腹水性质多为非感染性和渗出性，含大量的嗜酸细胞（95%左右），需做腹水涂片染色，以区别嗜酸性粒细胞和中性粒细胞。

典型的嗜酸性粒细胞胃肠炎应符合以下标准：①有消化系统症状。②病理证实胃肠道一处或多处组织中有嗜酸性粒细胞浸润。③无胃肠道以外的多器官嗜酸性粒细胞浸润。④除外其他引起嗜酸性粒细胞浸润的疾病，如肠道寄生虫感染、肿瘤、嗜酸细胞肉芽肿及血管炎，如变态反应性肉芽肿病等。其中第③④条标准在诊断中并非必要条件。外周血嗜酸性粒细胞的增多支持嗜酸性粒细胞胃肠炎的诊断，但不作为本病的诊断标准，因为20%～40%的患者外周血嗜酸性粒细胞可不增多。

目前，激素是治疗嗜酸细胞性胃肠炎的标准药物。标准治疗方案为泼尼松每日20~40mg（可分次服用），连续服用7~10天，之后的2~3个月内逐渐减量。90%的患者临床症状可明显缓解，同时外周血嗜酸细胞水平在两周内会恢复正常。当激素治疗效果不佳时，可考虑加用其他免疫抑制药，如硫唑嘌呤（每日50~150mg），但需注意药物的不良反应。一般不采取手术治疗，即使出现幽门梗阻或肠梗阻也应先采取保守治疗，内科治疗无效时才考虑手术治疗。本病术后易复发，仍需要激素治疗。

本病一般预后良好，病程具有缓解和复发交替的特点，需要重新应用初始剂量的激素。因此，饮食调节和监测激素副作用很重要，严重患者可出现急性肠梗阻或慢性营养不良。

反复腹痛——过敏性紫癜的诊治思考

广西中医药大学附属瑞康医院　农辉

患者男，18岁，因"反复中上腹部疼痛8月余，再发10天"，于2014年9月29日入院。

现病史：患者自诉入院前8个月开始出现中上腹疼痛，呈持续性疼痛，无明显放射痛，无明显加重及缓解因素，无恶寒发热，无呕血及解黑便，无咳嗽咳痰等不适。病后曾先后3次在当地医院住院，查血常规示白细胞19.76×10^9/L，中性粒细胞百分比65%，嗜酸性粒细胞百分比6.2%。行胃镜检查提示慢性胃炎，肠镜示回肠末端炎症（克罗恩病）？曾两次行骨髓细胞学，均提示增生性骨髓象；粒细胞感染反应性增生；片内未见明显嗜酸性粒细胞浸润。行胸片、腹部立位片及上腹部CT检查均未见明显异常。当时外院诊断考虑为嗜酸细胞性胃肠炎？经对症处理后，症状改善不明显。现为进一步诊治而入院。

既往史：既往体健，无特殊病史。

入院查体：生命体征平稳。全身浅表淋巴结未触及肿大。心肺查体未见明显异常。腹平软，上腹部压痛，无反跳痛，未触及包块，肝脾肋下未及，墨菲征（－），肝肾区无叩痛，移动性浊音（－），肠鸣音正常。双下肢无明显水肿。

辅助检查：血常规示白细胞26.69×10^9/L，中性粒细胞百分比83.2%，嗜酸性粒细胞百分比0.4%，血红蛋白166g/L，血小板358×10^9/L。C－反应蛋白86.5mg/L。大便常规示便色棕色，性状烂，黏液少许，隐血（＋＋）。尿常规示隐血（＋＋）。肝肾功能、血沉、血淀粉酶、电解质、心酶、凝血4项、自身抗体15项、结核抗体、ANCA、风湿4项、乙肝两对半、输血前3项、肿瘤标记物等均未见异常。

初步诊断：腹痛查因。

诊疗经过：2014年9月29日中上腹部CT平扫增强：未见确切异常（见图1）。

2014年9月30日经口小肠镜：空肠上段见数处大片状环壁糜烂灶，部分浅溃疡形成，覆少量苔，病灶间黏膜光滑。诊断空肠上段多发糜烂性质待查（待病理）。病理示小肠黏膜慢性炎伴糜烂，固有层淋巴组织增生，未见肉芽肿改变；抗酸染色（－）。见图2。

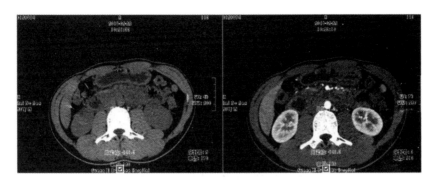

图1 上腹部 CT 平扫增强（9 月 29 日）

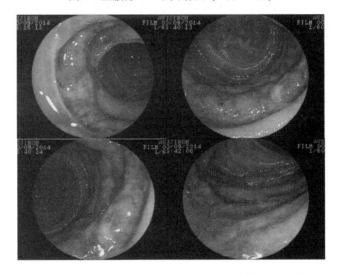

图2 上腹部 CT 平扫增强（9 月 30 日）

2014 年 10 月 6 日下午，患者左上肢开始出现散在点状红色出血点，无瘙痒。综合上述检查结果，考虑为过敏性紫癜，予静脉使用甲强龙后，腹痛明显好转后出院。后续予口服泼尼松（25mg，1 天 1 次），并逐步减量。

此后患者分别于 2016 年 2 月 23 日、2016 年 11 月 6 日两次因上腹部疼痛再次入院，当时均考虑为过敏性紫癜引起，予静脉及口服使用激素后症状均可缓解，但皮下未见明显出血点。

2017 年 2 月 24 日患者再次因上腹部疼痛第 4 次入住我科。入院后复查胃镜示十二指肠降部多发糜烂浅溃疡（图3）。病理示十二指肠黏膜中度慢性活动性炎症，并见溃疡面坏死渗出组织。入院予以抑酸护胃、解痉止痛等处理腹痛未缓解，后加用静脉甲强龙 40mg，腹痛明显缓解。

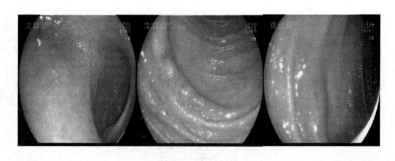

图3 胃镜示意图

此次入院多次复查尿常规，提示隐血（＋＋），尿蛋白（＋＋）。查抗体15项，抗PM－Scl抗体弱阳性。为进一步明确诊断，经肾内会诊后转科行肾脏穿刺活检术，病理符合紫癜性肾炎（Ⅲ级A型）。电镜结合临床及常规病理检查，符合紫癜性肾炎。

结合肾穿的病理结果，患者最终诊断为过敏性紫癜（混合型）。患者出院后继续口服激素治疗，腹痛症状逐步稳定，定期返院复诊。

最后诊断：过敏性紫癜（混合型）。

分析与讨论：本病有如下特点：①青年男性，以反复上腹部疼痛为主要临床表现。②胃肠镜及经口小肠镜提示十二指肠、空肠上段及回肠末端多发糜烂灶。③住院期间，左上肢开始出现散在点状红色皮疹。④经激素治疗后，腹痛症状能明显改善。⑤肾脏穿刺活检送检病理及电镜检查均符合紫癜性肾炎。根据上述特点，诊断为过敏性紫癜（肾型、腹型）。

过敏性紫癜（henoch－Schonlein purpura，HSP）是一种常见的血管变态反应性疾病，因机体对某些致敏物质发生变态反应，导致毛细血管脆性及通透性增加而致病，常伴有免疫复合物沉积在皮肤、胃肠道和肾脏的小血管中。本病发病率为10/10万～20/10万，以学龄期儿童常见，男性多于女性，是发病率最高的血管炎。本病的临床常表现为下肢、臀部等皮肤表面先后出现大小不等、对称性分布的可触性瘀斑瘀点，约60％的患者会出现腹痛，55％的患者有关节受累，部分患者可出现肾脏受累。根据临床特点，本病可分为皮肤型、关节型、腹型、肾型和混合型，其中以皮肤型多见，多发于青少年。而以腹痛、恶心、呕吐、便血为首发症状的成人腹型少见。因本病早期临床表现缺乏特异性，且皮肤紫癜出现晚于腹部症状，故极易误诊。

腹型HSP是指临床上以消化道症状为主，临床表现除皮肤紫癜之外，还有腹痛、恶心呕吐，甚至消化道出血。①腹痛：部位多变且不固定，多在脐周和下腹部；易反复发作，餐后疼痛加重；疼痛性质多为绞痛，往往自觉症状明显，剧烈难忍，但腹部体征轻微，压痛点多不固定，仅有轻度压痛，多无明显的腹肌紧张和反跳痛，表现为症状重、体征轻，症状体征分离是腹型过敏性紫癜的重要特点。②呕吐：多发生于进食、饮水后，呕吐严重者伴十二指肠液、胆汁甚至咖啡样物或暗红色血液。③消化道出血：18% ~52% 的患者可出现消化道出血，一般比较隐匿，主要症状是黑便，而非血便，一般与腹痛同时出现。出血一般比较少，严重者可发生呕血，甚至导致出血性休克，可能会严重到需要内镜或外科手术治疗。

影像检查方面，超声检查可以观察到病变肠壁水肿增厚，呈对称或不对称性，回声均匀减低，肠腔向心性或偏心性狭窄，对于过敏性紫癜消化道损伤的早期诊断和鉴别诊断具有重要作用。腹部 CT 可见多发节段性肠管损害，受累肠壁水肿增厚，肠管狭窄，受累肠管周围常可见少量腹腔积液。

内镜检查是诊断腹型 HSP 的重要手段，镜下可见散在或广泛片状糜烂、出血灶，多呈圆形或椭圆形，略高出黏膜表面。病灶之间黏膜水肿，因糜烂面大，糜烂部位下充血、出血明显，本可使病变黏膜呈弥漫性暗紫色隆起，重者暗紫色隆起，可融合成大的血泡。部分以浅表多发溃疡形成为主，不同于消化性溃疡。病变多呈节段性改变，主要累及胃、十二指肠、小肠和结肠，但往往以小肠为重，很少累及食管。糜烂和溃疡多沿黏膜皱襞环行分布，与肠管的血管走行相符。尽管过敏性紫癜有内镜下特点，但这些改变缺乏特异性，如不结合临床表现，常误诊为急性胃黏膜病变、十二指肠炎、消化性溃疡、Crohn 病、溃疡性结肠炎、结肠炎、结肠溃疡等。

过敏性紫癜的诊断标准：有明显并可触及的紫癜（强制性标准）及至少有下列其中 1 项：①弥漫性腹痛。②皮肤等组织活检显示以 IgA 为主的沉积物。③任何关节出现的急性关节炎或关节痛症状。④肾脏受损（血尿和/或蛋白尿）。

该病例提供的经验：①对年轻患者的腹痛，排除常见疾病时，要注意腹型过敏性紫癜。②紫癜可出现于腹痛之前或腹痛之后或甚至不出现。③要熟悉腹型过敏性紫癜内镜下表现。④激素治疗效果好，支持过敏性紫癜诊断。

腹胀及腹部包块——淋巴瘤的诊治思考

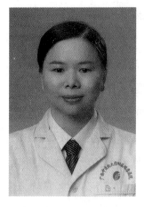

黄旭平，广西中医药大学附属瑞康医院消化内科主治医师，毕业于广西中医药大学，硕士学位，师从广西名中医罗伟生教授，为八桂罗氏中西医汇通学术流派传承人，广西中医药大学附属瑞康医院雏鹰青年中医人才，主要从事消化内科疾病的诊疗，擅长中西医结合治疗慢性胃炎、胃食管反流病、消化性溃疡、消化道出血、急性胰腺炎及溃疡性结肠炎等消化内科常见病、多发病。

患者杨某，女，61 岁，因"腹部胀大半年余"，于 2018 年 4 月 25 日入院。

现病史：患者半年多前无明显诱因下出现腹部胀大，进食后腹胀明显，肛门排气后可缓解，大便 1～3 天 1 次、质硬、量少，无腹痛腹泻，无呕吐，无便血，无发热、盗汗，无咳嗽咳痰等不适，自行服用药物（具体不详）未见缓解，曾于 3 月 8～24 日在当地县人民医院住院治疗，查肝功能提示白蛋白 21.40g/L。

肠镜检查：①结肠多发息肉。②克罗恩病？肠镜病理可见黏膜下有肉芽肿性病灶，符合肠克罗恩病。

腹部 CT：①肝脏增大，不排除弥漫性及血管病变。②考虑升结肠病变。③S3 似见骨质破坏。经治疗，症状好转后出院。出院后症状仍反复。

4 月 19～24 日至某三甲医院住院治疗，查肝功能示白蛋白 25.8g/L。血常规示血红蛋白 78g/L。腹部 CT：①升结肠管壁水肿增厚。②肠系膜区多发肿大淋巴结，性质待定。③肝体积增大，慢性肝病？④腹膜腔、盆腔积液。⑤右肺少许炎性病变。⑥脾实质内局部低密度灶，考虑脾梗死。予抗感染、纠正低蛋白等治疗后，症状未见明显好转。患者要求出院，为求进一步诊治至我院就诊。

既往史：否认高血压、冠心病、糖尿病等慢性病史，否认结核、肝炎、疟疾等传染病史，否认食鱼生史。

体格检查：体温 36.5℃，脉搏 80 次/分，呼吸 20 次/分，血压 117/59mmHg，神清，形体消瘦，贫血貌，右侧颈部可触及数个绿豆大淋巴结肿大，左侧腋窝下可触及约 2cm×2cm 肿大的淋巴结。心肺查体无异常。腹部膨隆，腹壁柔软，右上腹压痛，无反跳痛，全腹可触及数个包块，最大约 7cm×3cm，质硬，活动度尚可，边界尚清。肝脏肋下未触及，墨菲征（－），脾脏肋下未触及。叩诊呈鼓音，肝区无叩击痛，脾区无叩击痛，腹部无移动性浊音。无明显肾区叩击痛，肠鸣音减弱、约 3 次/分，无气过水音，未闻及血管杂音。双下肢中度凹陷性水肿。

实验室检查：4 月 25 日血常规示白细胞 8.02×10^9/L，红细胞 2.53×10^{12}/L↓，血红蛋白 77g/L↓，血小板 376×10^9/L↑。

4 月 26 日肿瘤 6 项：糖类抗原 125 46.41U/mL↑。血沉（黑）110mm/h↑。

肝功能：白蛋白 23.7g/L↓，球蛋白 45.4g/L↑。

凝血 4 项、乙肝两对半、输血前 4 项、粪便常规＋隐血、结核杆菌抗体、结核杆菌 DNA、自身抗体 15 项、抗核抗体、抗中性粒细胞胞浆抗体未见明显异常。

器械检查：4 月 26 日子宫附件彩超示绝经期子宫声像改变。盆腔积液。双附件区回声未见明显异常。

4 月 27 日胸部 CT 平扫：①肺部感染，并肺水肿。②两侧胸腔积液。③心包积液。④腹水。

4 月 27 日肠镜：①升结肠黏膜结节状隆起伴糜烂。②结肠多发息肉。肠镜病理：①升结肠黏膜慢性炎。②横结肠增生性息肉并溃疡。见图 1、图 2。

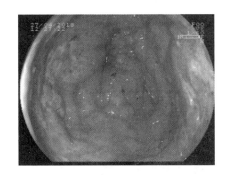
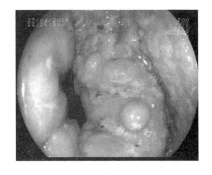

图 1　肠镜示意图 1　　　　　　　　　　图 2　肠镜示意图 2

4 月 28 日肝胆胰脾双肾彩超、腹部包块彩超示双肾实质回声稍增强；腹腔少量积液；腹腔肠管增宽、肠管壁回声增厚；双侧输尿管、膀胱回声及血流未见明显异常。

初步诊断：腹部包块查因（克罗恩病？淋巴瘤？）。

诊治经过：患者腹部胀大，腹部可触及包块，综合目前实验室检查、腹部彩超、胸部 CT、肠镜检查，无法明确诊断。

为进一步查找病因，5 月 3 日行左腋窝淋巴结活检，送病理检查。

5 月 9 日完善全腹部 CT 平扫＋增强：①升结肠中下段及回盲部肠壁增厚；肠系膜区及腹膜后多发淋巴结肿大；淋巴瘤？②门脉增粗，提示门脉高压。③腹水。④两肺感染，右侧胸腔少量积液。腹部 CT 见图 3、图 4。

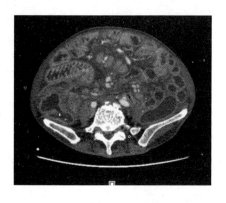
图 3　腹部 CT 示意图 1

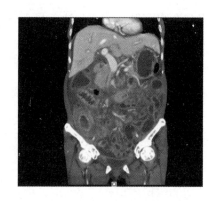
图 4　腹部 CT 示意图 2

5 月 10 日结核感染 T 细胞斑点实验（T－SPOT）阴性。

5 月 9 日左腋窝淋巴结活检病理回报：结合 HE 形态、免疫表型及原位杂交等结果，符合经典型霍奇金淋巴瘤（CHL），组织学亚型倾向于组织细胞丰富的混合细胞型经典霍奇金淋巴瘤（MCCHL）。

免疫组化示异型细胞 CD30（＋），PAX－5 弱阳性，CD15（－），MUM1（＋），LCA（－）CD20（－/弱＋），Ki－67（＋），CD_3、CD_4、CD_8 示 T 细胞（＋），可见 T 细胞围绕异型细胞；增生的组织细胞 CD_{68}（KP－1）阳性，CD_{68}（PGM1）阳性，S－100 部分阳性，CD1a 部分阳性，CD_{21}、CD_{35} 显示残存的 FDC 网，CD_{138} 浆细胞阳性。原位杂交 EBER 异型细胞阳性。特染 PAS（－），六胺银（－）。病理见图 5、图 6。

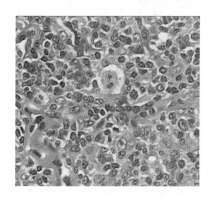
图 5　病理示意图 1

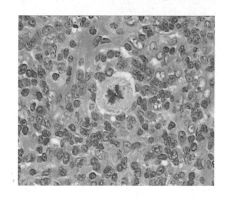
图 6　病理示意图 2

根据患者淋巴结活检病理，诊断为经典型霍奇金淋巴瘤。5 月 11 日转入我院肿瘤三区进一步治疗。

转科后 5 月 14 日行骨髓细胞学检查，提示异常浆细胞增多占 13%，多发性骨髓瘤待排。

为进一步排除多发性骨髓瘤，5 月 25 日再次行骨髓细胞学检查，送武汉康圣达医学检验所检测，结果提示，骨髓增生明显活跃，粒系比值增高（占 65%），红系比值偏低（占 14.5%），巨核细胞多见。

结合多发性骨髓瘤相关检查结果，考虑诊断多发性骨髓瘤证据不足。明确诊断为混合细胞型经典霍奇金淋巴瘤Ⅲ期 B 组。

治疗与转归：患者经化疗后出现明显副反应，家属放弃治疗，要求出院。

最后诊断：混合细胞型经典霍奇金淋巴瘤。

分析与讨论：患者腹胀、腹部包块、贫血、低蛋白血症，肠镜提示升结肠黏膜结节状隆起伴糜烂、呈鹅卵石样改变。腹部 CT 提示肠管增厚、肠系膜区多发肿大淋巴结，应考虑克罗恩病、淋巴瘤、肠结核等疾病。患者年老，无结核中毒表现，肺部 CT 未见肺结核提示，核杆菌抗体、结核杆菌 DNA、T‐SPOT 均阴性，肠镜病理未提示肠结核，诊断肠结核依据不足。根据患者淋巴结活检病理结果，最后明确诊断混合细胞型经典霍奇金淋巴瘤。

淋巴瘤为起源于淋巴结和淋巴组织的疾病，可发生于身体的任何部位。该病的特征性临床表现为无痛性进行性淋巴结肿大和局部肿块形成，病变如侵犯结外淋巴组织，如扁桃体、鼻咽部、胃肠道、骨骼或皮肤等，则以相应器官受损症状为主要表现。

结外淋巴瘤是发生于淋巴结以外的淋巴器官或者非淋巴组织聚集器官的恶性淋巴瘤，其中消化道是最常见的部位，占结外淋巴瘤的 30% ~45%。原发性肠道淋巴瘤在原发性胃肠道淋巴瘤中占 22% ~45%。由于淋巴结原发的淋巴瘤可继发性累及肠道，要诊断原发性肠道淋巴瘤，需排除肠道继发性淋巴瘤可能。对于两者的鉴别，应结合 1961 年 Dawson 提出的原发性胃肠道淋巴瘤的诊断标准：①体检时未触及肿大的淋巴结。②胸片无纵隔淋巴结肿大。③外周血细胞计数及分类正常。④术中证实病变主要局限于肠道及其邻近淋巴结，无肝脾浸润。

本例患者体表可触及多发淋巴结肿大，腹部 CT 提示肠系膜区及腹膜后多发淋巴结肿大，不符合原发性肠道淋巴瘤诊断，考虑淋巴结原发的淋巴瘤累及肠道。

淋巴瘤确诊依赖于病理检查，根据组织病理学特征将淋巴瘤分为霍奇金淋巴瘤和非霍奇金淋巴瘤。霍奇金淋巴瘤在淋巴结或结外组织如骨髓、肺或骨髓组织中可找到 R‐S 细胞。WHO（2008）分类中，将霍奇金淋巴瘤分为经典型霍奇金淋巴瘤和结节性淋巴细胞优势型，经典型又分为富含淋巴细胞型、结节硬化型、混合细胞型和淋巴细胞削减型。经典型霍奇金淋巴瘤的 R‐S 细胞免疫表型为 $CD30^+$（80% ~100% 病例）、$CD15^+$（75% ~85% 病例）、B 细胞特异性的激活蛋白 BSAP（＋）（＞90% 病例），只有少数恶性细胞 CD_{15} 和 BSAP 染色阳性。几乎所有结节性淋巴细胞优势型 CD_{20}、$CD79a$ 和 CD_{45} 强阳性，CD_{30} 和 CD_{15} 阴性。

经典型霍奇金淋巴瘤治疗以放化疗为主，主要根据临床分期，结合预后因素制定治疗方案。对于进展期经典型霍奇金淋巴瘤给予标准化疗疾病仍然进展者，无论复发时的特征如何，大剂量化疗后自体造血干细胞移植是标准的治疗方法。目前一些新药也陆续被临床证实对复发、难治性经典型霍奇金淋巴瘤有一定疗效。

本病例给予的启示是，淋巴瘤、克罗恩病、肠结核等疾病在常规内镜普通活检下常常难以取得有诊断意义的阳性病理结果，在这种情况下，可以进行内镜下深部活检或内镜下B超引导下穿刺活检。如果患者体表可触及淋巴结，应尽早行淋巴结活检，以助于及早明确诊断。

肝胆胰篇

腹痛伴肝占位——华支睾吸虫感染炎性包块的诊治思考

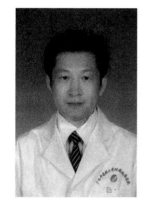

陈远能，广西中医药大学附属瑞康医院消化科大主任，教授，主任医师，医学博士，硕士研究生导师。

毕业于广西医科大学，曾到新加坡国立中央医院留学，从事消化系统疾病临床工作 30 余年。擅长各种消化系统疾病的诊治和内镜下治疗，对疑难胃肠疾病及消化系统危重疾病的诊治有丰富经验和较深造诣。现任中华医学会广西消化疾病分会副主任委员，广西医师协会消化病学分会及消化内镜学分会副主任委员，中国中西医结合学会广西消化分会副主任委员。主持 1 项国家自然科学基金项目和多项省厅级课题，曾获广西壮族自治区科技进步奖三等奖 1 项，在国内外学术期刊发表论文 70 余篇。

患者卢某，男，50 岁，因"右侧腹痛伴纳差、乏力半个月"，于 2019 年 4 月 9 日入院。

现病史： 患者自诉半月前无明显诱因下出现右侧腹部疼痛，呈阵发性刺痛，无放射痛，伴纳差、乏力，近半个月大便较硬、数日解 1 次，疼痛与排便无明显关系。无头晕头痛，无胸闷心悸，无恶心呕吐，无黏液脓血便等不适。病后曾到当地卫生院就诊，症状未见缓解，遂到我院门诊就诊，行上腹部 CT 平扫检查提示肝脏左外叶占位性病变。

既往史： 既往有长期饮酒史，近两年每日饮白酒 2~3 斤，度数 20°~50°不等。否认食鱼生史；否认肝炎、结核、高血压、冠心病、糖尿病史。

体格检查： 生命体征正常。心肺听诊未见异常。腹平坦，腹壁柔软，右上腹肋下压痛明显，无反跳痛，肝脏于肋下及剑突下两横指可触及，墨菲征（-），脾脏肋下未触及。肝区有叩击痛，脾区无叩击痛，腹部移动性浊音（-）。肠鸣音正常。

辅助检查： 4 月 9 日肝功能示碱性磷酸酶 157U/L，谷氨酰转肽酶 243IU/L，余未见异常。血常规示白细胞 6.38×10^9/L，红细胞 4.60×10^{12}/L，血红蛋白 147g/L，血小板 358×10^9/L。常规 CRP 46.11mg/L。空腹血糖 19.30 mmol/L。血沉 65mm/h。尿常规示葡萄糖（+++），酮体（++）。

复查尿常规示白细胞计数 507.5/μL，细菌计数 39317.0/μL，白细胞（＋），隐血（＋），葡萄糖（＋＋＋）。随机血糖波动在 6.8～30mmol/L 之间。凝血功能、淀粉酶测定、血脂、血酮、血乳、急诊离子、急诊肾功能、肿瘤 6 项、乙肝两对半未见异常。尿培养未培养出真菌、细菌。

4 月 9 日我院门诊上腹部 CT 平扫示肝脏左外叶占位性病变。见图 1、图 2。

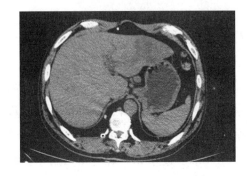 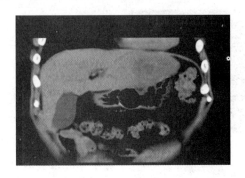

图 1　上腹部 CT 平扫示意图 1　　　　　　　　图 2　上腹部 CT 平扫示意图 2

初步诊断：①肝左外叶占位性质待查。②2 型糖尿病。

诊治经过：入院后完善相关检查。4 月 12 日全腹平扫＋增强、胸部 CT 平扫：①肝左叶炎性病灶，脓肿形成？②肝内胆管轻度扩张。③腹腔、腹膜后多发淋巴结。见图 3～图 5。

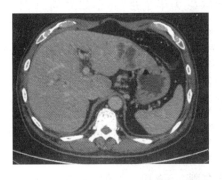 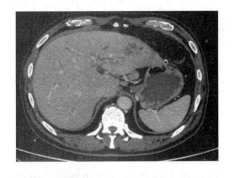

图 3　全腹部 CT 平扫＋增强示意图 1　　　　　图 4　全腹部 CT 平扫＋增强示意图 2

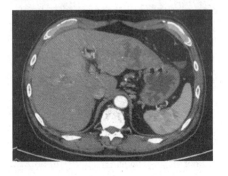

图 5　全腹部 CT 平扫＋增强示意图 3

4月11日电子结肠镜示全大肠黏膜所见无明显异常。

4月16日电子胃镜示：①胃窦多发溃疡（A2，待病理）。②慢性非萎缩性胃炎。活检部位示胃窦溃疡。病理示胃窦黏膜慢性浅表炎，HP（−）。见图6、图7。

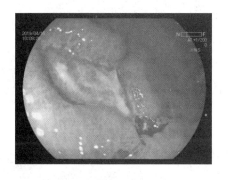 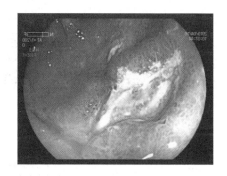

图6　胃镜示意图1　　　　　　　　　　　图7　胃镜示意图2

患者4月14日晚出现发热，最高体温38.6°。4月15日血常规示白细胞13.51×10⁹/L，中性粒细胞百分比79.5%，血红蛋白115g/L，常规CRP 84.51mg/L。血沉103mm/h。予头孢哌酮钠他唑巴坦钠抗炎对症处理后，4月17日体温恢复正常。

4月21日完善肝脏MRI：①肝脏左外叶占位性病变，胆管细胞癌？②肝门区、腹膜后多发肿大淋巴结。③肝内胆管扩张。见图8、图9。

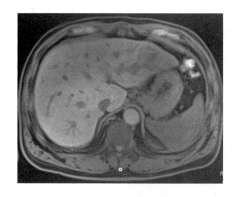 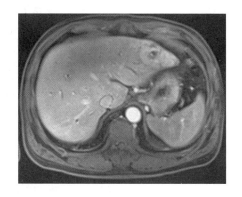

图8　肝脏MRI示意图1　　　　　　　　　图9　肝脏MRI示意图2

因CT与MRI结果考虑不一致，经与患者及家属沟通，4月26日行超声内镜+肝左外叶穿刺术。见图10、图11。

肝左外叶穿刺液涂片见少许似腺样结构上皮细胞，个别核较深染的轻度核异质细胞，少许炎细胞，未见明确癌细胞。肝组织条病理示血块、少许肝细胞、纤维结缔组织及炎细胞，未见明显异型细胞。

经抗感染治疗后，5月5日复查上腹部CT平扫+增强：①肝左叶占位性病变，结合MRI检查考虑为胆管细胞癌可能性大。②肝内胆管轻度扩张。③腹腔、腹膜后多发淋巴结显示转移瘤？见图12～图14。

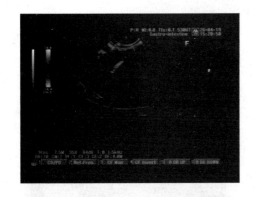

图10　超声胃镜及肝穿刺组织条示意图1

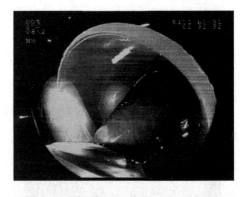

图11　超声胃镜及肝穿刺组织条示意图2

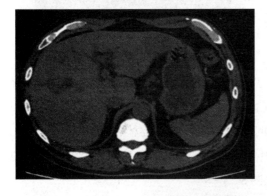

图12　上腹部CT平扫＋增强示意图1

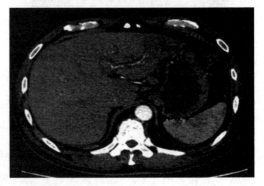

图13　上腹部CT平扫＋增强示意图2

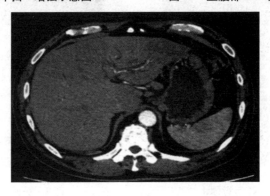

图14　上腹部CT平扫＋增强示意图3

　　经科室讨论及外科会诊，考虑该患者肝占位性质不明，不排除胆管细胞癌，与患者及家属沟通后，建议转肝胆外科进行手术治疗。

　　5月8日进行手术治疗，术中切除左肝外叶。见图15～图17。

　　术后病理：左肝外叶肿物，镜下肿物内见多个结节状增生的炎细胞团，细胞类型杂，可见淋巴细胞、浆细胞、中性粒细胞、嗜酸性粒细胞及巨噬细胞，局灶散在多核巨细胞，结节间为增生的纤维结缔组织伴玻变，其间散在增生的动脉、静脉及多量增生的小胆管，部分大胆管上皮呈腺瘤样增生，其中一胆管腔内见寄生虫体（考虑为华支睾吸虫），周围肝组织可见小胆管周围慢性炎改变。

最后诊断：华支睾吸虫感染炎性包块。

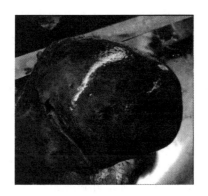

图 15　外科术后标本 1

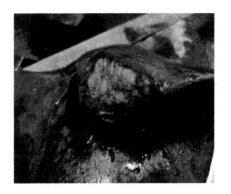

图 16　外科术后标本 2

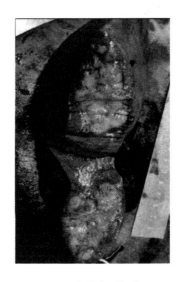

图 17　外科术后标本 3

分析与讨论：肝左叶占位的鉴别诊断是常见的临床问题。该病例有长期大量饮酒史，腹痛、发热，血常规提示白细胞升高及血糖高，肝脏 CT 及 MRI 显示肝左叶占位，首先可考虑肝脓肿，但患者穿刺无脓液，故不支持。同时也要考虑肝左叶胆管细胞癌，但患者肿瘤标志物不高，CT 及 MRI 未见肝左叶局部或周边胆管扩张或肝内胆管结石，肝穿病理未见癌细胞，不支持胆管细胞癌。患者胃镜提示胃窦溃疡，注意排除胃癌肝转移；病理结果提示炎症，故排除。还应排除少见的肝结核等疾病，患者无肺结核病史，无午后盗汗、低热等症状，肝脏穿刺病理结果无结核证据，故暂不考虑。最后经手术证实为华支睾吸虫感染。

肝吸虫病（clonorchiasis）是由华支睾吸虫寄生在人体肝内胆管引起的寄生虫病。华支睾吸虫成虫有一种趋向末梢胆管的习惯，并在末梢胆管内大量繁殖，大量的成虫、虫卵堆积在胆管内，引起胆管阻塞。由于虫体及虫卵的刺激及其分泌物的毒性作用，可引起明显的胆管上皮细胞和结缔组织增生，以及胆管和门静脉周围的结缔组织增生，淋巴细胞与嗜酸性粒细胞浸润，并向肝实质侵入。在病理学上，病变以肝内胆管及其周围组织为主，而肝、肝外胆管、胆囊、胰腺、脾等部位病变轻微。常见的并发症主要有急性胆管炎、胆囊炎、胆结石及肝癌等。本病主要见于我国东南部，特别是广东、广西一些地区的居民普遍有吃生鱼的习惯，故感染率较高，流行区肝吸虫病的感染率可达4.08%。CT及B超可见弥漫性肝内中、小胆管扩张，以左外叶肝内胆管扩张较明显。由于虫卵或成虫对胆管壁的化学、机械刺激和阻塞作用，从而引起胆汁淤积，胆管发生囊状或圆柱形扩张，管壁结缔组织增生而形成。扩张的肝内胆管呈"丛状"分布，管壁增厚、粗糙，回声增强，呈等号状排列。继发感染时，肝内可出现多发性小脓肿。该患者CT、MRI提示肝左叶低密度占位，考虑其作用机制可能是肝脏对许多致病因素（如肝吸虫刺激发生过敏反应）产生局部慢性炎症反应，具有肉芽肿的形态学特征所致。该病例提示，影像学表现肝脏低密度占位的患者，需排除华支睾吸虫及其他寄生虫感染所致炎性包块。

（刘畅）

胸骨后梗阻感伴消瘦——肝结核并全身结核的诊治思考

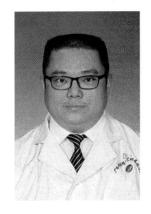

张涛，广西中医药大学附属瑞康医院消化科二区主任，中西医结合博士后，主任医师，博士研究生导师，全国中医临床优秀人才，广西中西医结合消化专业委员会副主任委员兼秘书，广西医师协会中医脾胃病分会副主任委员，广西高校青年骨干教师，世界中医药学会联合会消化专业委员会理事，中华中医药学会脾胃病分会委员，中国中西医结合学会消化病专业委员会委员，国家自然科学基金评审专家，《世界华人消化杂志》编委。主要从事中医药防治消化系统疾病的临床与基础研究，对于炎症性肠病、肠易激综合征、大肠息肉、消化性溃疡、慢

性胃炎及消化系统肿瘤的诊治颇有建树，擅长消化内镜操作及多项内镜下治疗。先后承担国家自然基金4项，广西自然科学基金4项，省部级课题多项，发表论文100余篇，SCI收录5篇，主编及参编专著3部，获省部级科技进步奖5项。

患者秦某，男，63岁，因"吞咽胸骨后梗阻感5个月，消瘦、乏力两个月"，于2011年5月25日10：14分由门诊步行入院。

现病史：患者自述于5个月前无明显诱因下出现吞咽时胸骨后梗阻感，时而胸骨后隐痛不适，进食干饭时尤为明显，无恶心、呕吐，无反酸、嗳气，无烧心，无腹痛、腹胀，无胸闷、心悸、气促，无咳嗽、咳痰，无恶寒、发热等。2011年3月曾在广西区人民医院诊治，考虑食道溃疡，予耐信、莫沙必利等药口服后，症状有所缓解，但仍时而吞咽时右下胸背部牵涉性隐痛。近两个月来因乏力、消瘦明显，为求进一步诊治而来我院。自发病以来，精神差，食欲欠佳，睡眠尚可，大小便正常，体重较前下降约5kg。

体格检查：体温37.4℃，脉搏73次/分，呼吸20次/分，血压100/61mmHg。神清，精神欠佳，形体消瘦，贫血貌，皮肤、巩膜无黄染，浅表淋巴结未触及。桶状胸，两肺叩诊呈过清音，听诊两肺呼吸音稍粗，未闻及干湿性啰音。心界不大，心率73次/分，律齐，未闻及杂音。腹平软，全腹无压痛及反跳痛，肝脾肋下未及，Murphy's征（－），肝肾区无叩击痛，移动性浊音（－），肠鸣音正常。左下肢胫骨上端见一隆起包块、大小约5cm×6cm、质偏硬、有压痛、局部皮温偏高、表面无破溃,下肢活动正常,双下肢无水肿。

辅助检查:2011年4月1日广西区人民医院电子胃镜:①食管中上段溃疡性质待查(食管癌?)。②慢性非萎缩性胃炎。③十二指肠球部溃疡(S2)。病理活检示食管中上段黏膜慢性炎并溃疡形成,未见血管炎改变,PAS(-)。2011年3月30日我院门诊胸部正侧位片未见异常。2011年3月30日门诊左侧胫腓骨正侧位片示左胫骨上端椭圆形骨密度减低区,考虑感染性病变,建议结核检查。

实验室检查:2011年5月26日血常规示红细胞3.84×10^{12}/L,血红蛋白75g,血细胞比容22.3%,平均红细胞体积58.1,平均红细胞血红蛋白量19.5pg,血小板310×10^9/L。生化A示总蛋白63.7g/L,白蛋白25.2g/L,球蛋白38.5g/L,白蛋白/球蛋白0.7,碱性磷酸酶204U,谷氨酰转肽酶150IU,肌酸激酶23IU,乳酸脱氢酶134IUL,尿素2.45mL/,总胆固醇2.4mL,高密度脂蛋白胆固醇0.57mmol/L,低密度脂蛋白胆固醇1.56mmol/L,载脂蛋白A 10.468/L,载脂蛋白B 0.52g/L,葡萄糖3.82mmol/L,钙2.00ml/L,免疫球蛋白G 248,白蛋白50.6%,球蛋白3.6%,Y球蛋白28.0%。凝血4项示活化部分凝血活酶时间46.0sec。输血前4项示梅毒螺旋体特异性抗体(TP)阳性,Rh血型抗体阳性,肿瘤标志物、乙肝两对半定量试验、大小便常规均未见异常。

初步诊断:①食道溃疡(食管癌?)。②左侧胫骨结核?

诊治经过:入院后完善各项检查,治疗以抑酸护胃、对症支持治疗为主,予中药补气健脾,方选补中益气汤合参苓白术散加减。

2011年5月27日无痛电子胃镜:①食管憩室。②慢性非萎缩性胃炎。见图1~图4。

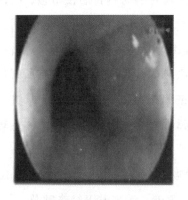

图1 无痛胃镜示意图1

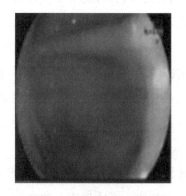

图2 无痛胃镜示意图2

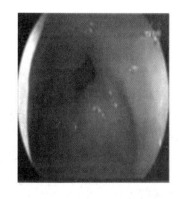

图 3　无痛胃镜示意图 3

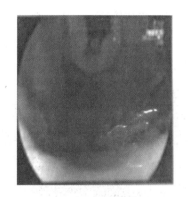

图 4　无痛胃镜示意图 4

2011 年 6 月 2 日左下肢 MRI：左胫骨上段及左胫骨前内侧皮下软组织内异常信号影。结合临床考虑为转移瘤可能性大。2011 年 6 月 1 日胸部 CT 平扫示：①提示双肺上叶肺气肿。②纵隔多发肿大淋巴结。③食管下段棘状凸起。④提示右侧第 7、8 后肋骨质破坏，并局部胸膜侵犯、包裹性胸腔少量积液。⑤肝脏多发低密度灶。2011 年 6 月 5 日上腹部 CT 平扫 + 增强示：①肝内多发性占位性变，考虑为转移瘤可能性大。②肝内胆管轻度扩张。③肝左内叶点状钙化灶。

入院后科内疑难病例讨论：本例患者因"吞咽胸骨后梗阻感 5 个月，消瘦、乏力两个月"入院，初步诊断考虑食道癌待排？完善上消化道内镜及腹部 CT 等各项检查，均不支持食道癌，故首先排除食道癌。但是患者近两个月来明显消瘦、贫血、胸腔积液、骨质破坏、肝脏内多发低密度灶等，存在感染性病变、肿瘤及结核等尚不能完全排除。为明确肝内占位病变性质，建议行 CT 引导下肝脏穿刺活检术。2011 年 6 月 10 日肝穿病理结果示肝内纤维组织内肉芽肿性炎，镜下见多灶干酪样坏死，并上皮样细胞及郎罕氏多核巨细胞增生，抗酸（+），倾向肝内结核。见图 5～图 8。

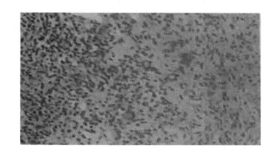

图 5　肝穿病理（HE 染色）示意图 1

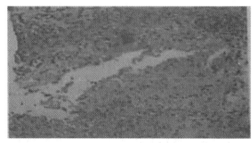

图 6　肝穿病理（HE 染色）示意图 2

（注：肝内纤维组织内肉芽肿性炎，镜下见多灶干酪样坏死，并上皮样细胞及郎罕氏多核巨细胞增生，抗酸阳性，倾向肝内结核）

从一元论分析，最终考虑本例患者为肝结核并全身结核。予异烟肼、利福平、乙胺丁醇三联抗结核治疗，以及全身营养支持治疗。半个月后自觉乏力改善，食欲正常，大小便正常。2011 年 6 月 28 日复查血常规、肝功能、肾功能均正常。患者症状好转后，办理出院。

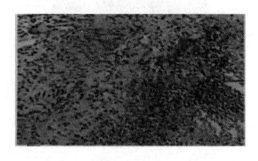 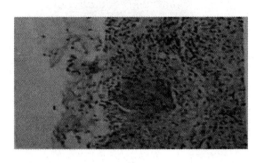

图 7　肝穿病理（HE 染色）示意图 3　　　　图 8　肝穿病理（HE 染色）示意图 4

出院建议继续抗结核治疗 6～9 个月。

2012 年 2 月电话随访，患者规范治疗半年，未见症状反复。

最后诊断：肝结核并全身结核。

分析与讨论：本例患者乏力、纳差、消瘦，CT 提示肝内多发低密度灶，左侧胫骨骨质破坏及胸腔积液变化，肝穿后病理提示肝内纤维组织内肉芽肿性炎，镜下见多灶干酪样坏死，并上皮样细胞及多核巨细胞增生，抗酸（＋），考虑肝结核；经抗结核治疗半个月后，临床症状明显改善，故确诊为肝结核并全身结核。

近年来，结核病呈抬头趋势，需谨慎。结核病属临床常见病、多发病，且易传染、耐药，严重威胁患者的健康。肝结核是因结核杆菌播散至肝脏后而发病。据统计，肺结核合并肝结核的发病率约为 5.5/10 万，血行播散性肺结核 70%～100% 继发肝结核。

肝结核的临床表现多样，且无特异性，但多数有结核病的毒性症状。随着病灶的增大，可出现肝区痛、肝大等局部症状和体征，甚至出现黄疸。肝结核的影像学表现多样，且无特异性，这与肝结核处于不同时期的病理改变有关。特别是实质型肝结核，因影像表现多样更易被漏诊。

Levine 等将肝结核分为 5 种：①粟粒性肝结核：主要病理改变为非特异反应性炎、局灶性 Kupffer 细胞增殖、小灶性干酪样坏死和上皮样结节 4 种。这些病变综合作用，造成不同程度的肝大、肝内散在多发粟粒状结节。②结核性肝脓肿：肝内病灶可单发亦可多发，最大直径＞2cm，常由粟粒结节融合而成。结节型病灶内部干酪样变和坏死明显时则形成结核性肝脓肿。③原发性肝结核：相对更为少见，一般发生于门管区，因为结核分枝杆菌为微需氧菌。④结核瘤：当结核结节相互融合形成单个或多个大结节，且结节多大于 2cm 时，则为结核瘤型。此型肉眼观酷似肿瘤，多为单发，呈圆形或类圆形，形态较规则，淡黄色或黄白相间，质地柔韧、偏硬，与肝实质分界尚清楚；镜下多为干酪样坏死、部分液化坏死及周围的纤维组织增生。⑤结核性胆管炎：肝结核侵及胆管，胆管增粗增厚、变硬为结核性胆管炎。

综上所述，肝结核的基本病理改变为结核性肉芽肿伴干酪样坏死，并有不同程度的纤维组织增生和钙化。肉眼观以粟粒样病灶和结核瘤样病灶多见，亦可形成结核性脓肿。腹部 CT 表现可以是低密度肿块伴或不伴环形强化或者非均质密度肿块伴中心坏死。各种病理类型可同时存在，并可互相转化。其在 CT 上的表现也多种多样。钙化是肝结核的特征性表现之一，典型表现为"中心粉末状"钙化。钙化的出现有助于本病诊断，但出现的概率较低。

肝结核瘤病灶绝大多数是少血供的。在门脉期和延迟期，大多数病灶可见到边缘环形强化；动脉期多无强化表现，但周围肝组织有炎症充血水肿时，动脉期可有异常高灌注表现，确诊主要靠抗酸染色和细菌培养，但这两者阳性率不高，分别只有 0 ~ 45% 和 10% ~ 60%。肝穿刺肝组织的 PCR 技术是诊断肝结核的有效手段，其中病理具有确诊的意义。

抗结核治疗和全身支持治疗是肝结核的基本疗法。是否手术与肝结核的病理类型关系极大。有文献认为，粟粒型肝结核应内科抗结核支持治疗，结核瘤样型肝结核宜行手术切除，对于结核性肝脓肿应手术引流或穿刺排脓，肝内结核性胆管炎以内科治疗为主，合并梗阻性黄疸时可酌情行外科引流或手术引流减压。

本病例的思考：①确诊肝结核时，首先要排除与肝实质型结核相似的胆管细胞癌、转移瘤、炎性假瘤、肝脓肿等疾病。②肝脏占位性病变的诊断，影像学的鉴别诊断至关重要；在 B 超或 CT 引导下的肝穿刺，对疑难病例的鉴别诊断及预后判断至关重要。③临床诊疗工作中，强调一元论，克服思维惯性，避免只抓住临床资料中的部分内容加以主观分析而造成误诊。④对于疑似结核病患者，临床证据充分但缺乏病理佐证时，可以实验性抗结核治疗 8 周后评估疗效，以协助诊断。

反复黄疸——自身免疫性胰腺炎的中西医诊治思考

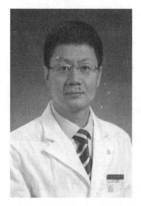

周滔，北京中医药大学东方医院感染热病中心主任医师，医学博士，博士后，研究生导师。主要从事中医、中西医结合内科胃肠肝胆及疫病的临床、科研与教学。全国中医临床优秀人才、全国首届中医传承博士后。兼任中国中西医结合学会消化系统疾病专业委员会委员、脾胃学说应用与创新专家委员会常务委员等。获科学技术奖5项，发表论文50余篇，主持、参与科研课题20项，主编、参编医学专著6部。

患者王某，男，71岁，因"身黄、目黄、尿黄1年，加重3个月"，于2018年7月26日初诊。

现病史：患者2017年11月初出现纳差，并逐渐出现尿黄加深，于当地医院检查，提示"肝酶升高，肝外梗阻性黄疸、胰腺癌？"2017年12月21日至2018年1月2日在北京某三甲西医院住院治疗。入院后完善相关检查，血常规示血小板计数 136×10^9/L，白细胞计数 3.90×10^9/L，中性粒细胞百分比48.6%，淋巴细胞计数 1.27×10^9/L，血红蛋白150g/L。粪便常规 + 潜血示 OB（+）。尿常规 + 流式尿沉渣分析尿胆原 33μmol/L，余未见明显异常。生化示丙氨酸氨基转移酶（ALT）76U/L，谷草转氨酶（AST）148U/L，白蛋白37g/L，总胆红素（TBIL）59.5μmol/L，DBIL 39.2μmol/L，GGT 1296U/L，ALP 510U/L，总胆汁酸（TBA）13.7μmol/L，Cr（E）57μmol/L；凝血功能（−）。肿瘤标志物 CEA 5.55NG/mL，AFP、CA242、CA19 − 9 正常。血清 IgG 亚类测定 IgG4 1790mg/L。糖化血红蛋白 HbA1c 10.5%。影像学示甲状腺及颈部淋巴结。超声甲状腺未见明显异常。涎腺彩色超声示双侧腮腺、颌下腺未见明显异常。胸部 CT 平扫示右侧水平裂增厚，右肺上叶淡片索条影；两肺门及纵隔多发淋巴结影，部分饱满，部分伴钙化；右侧胸膜局限性增厚；二尖瓣区高密度影；主动脉及其分支、冠脉分支多发钙化斑块。超声心动图示二尖瓣及主动脉瓣退行性变；轻度二尖瓣关闭不全；轻度主动脉瓣关闭不全；左室松弛功能减低。

2017年12月25日行超声内镜检查：胰腺明显肿大，胰头直径约3.9cm，反复扫查未见明确占位性改变，胰腺呈假肾征，有鞘样包膜，胰管不宽，胰腺回声不均匀，有散在的索条样强回声，胆管略增宽，胆管壁明显增厚，厚约 0.32cm。EUS 引导下予 22GCook 弹簧穿刺针经十二指肠球穿刺病灶，采用 5mL 负压方式，扇形穿刺病灶 10 ~ 15 个来回，共穿刺 3 针，标本置于玻片，可见淡血性组织屑，涂片 5 张用 95% 酒精固定送检细胞学及液基细胞学。观察穿刺点无渗血，退镜。

检查诊断：胰腺弥漫低回声改变，符合 AIP。胆管壁增厚。穿刺病理回报未见恶性肿瘤细胞。

内分泌科会诊意见：①继续糖尿病膳食，适度运动。②降糖方案：患者目前胆管酶、胆红素轻度升高，建议停用二甲双胍，可继续诺和龙治疗，夜间睡前加用来得时 10U，继续监测血糖谱，目标血糖 FBG 5 ~ 7mmoi/L，2h PBG 5 ~ 10mmol/L，根据空腹血糖调整来得时剂量。空腹血糖达标后，如餐后血糖仍明显升高，可停用诺和龙，加餐前短效胰岛素 6/6/4U，并根据餐后血糖调整餐前胰岛素剂量。③完善甲功，完善 ACR、24 小时蛋白尿、大动脉超声、ECHO、眼底检查评估糖尿病并发症。

根据患者病史、临床表现及内镜结果，考虑自身免疫性胰腺炎诊断明确。2017 年 12 月 27 日起予泼尼松 40mg 治疗原发病。

入院后患者血糖波动较大，予密切监测血糖，根据血糖变化调整降糖药物，血糖控制方案为诺和龙 1mg，1 日 3 次；拜糖平 50mg，1 日 3 次；早餐前、午餐前皮下注射胰岛素注射液 8U，晚餐前皮下注射胰岛素注射液 10U，睡前皮下注射来得时 12U。

患者经治疗后，病情好转，激素逐渐减量至 20mg/d 维持治疗。近半个月来纳差，身黄、目黄、尿黄加重，大便干，或有白陶土样大便，遂来我院就诊。

症见纳差，乏力，身黄，目黄，尿黄，脘腹胀，消化不良，皮肤时瘙痒，大便色浅、两日 1 行。舌质暗，苔白稍厚，脉弦细。

既往史：有 2 型糖尿病史，精神疾病史。

体格检查：神清，体型瘦，皮肤黄染，巩膜黄染，腹平软，无压痛，肝脾肋下未触及。

辅助检查：血生化示 TBIL 160.1μmol/L，DBIL 126.6μmol/L，丙氨酸氨基转移酶 54U/L，ALP 297U/L，GGT 297U/L，AST 58U/L，总胆汁酸 50.5μmol/L。

中医诊断：黄疸（脾虚湿蕴，浊瘀互结）。

西医诊断：慢性免疫性胰腺炎；重度不全阻塞性黄疸。

治疗经过：治则治法健脾化湿，化瘀泄浊。方药茵陈四苓汤加减。

处方：茯苓 15g，生白术 9g，猪苓 10g，泽泻 10g，茵陈 12g，熟大黄 5g，沙棘 3g，陈皮 15g，鹅枳实 9g，建曲 10g。7 剂，水煎服，日 1 剂。

2018 年 8 月 2 日二诊：上方服后，身目黄染、小便黄症状减轻，大便仍偏干、1 ~ 2 日 1 行。舌稍暗，苔白，脉弦细。服药后脾运稍复，湿浊瘀血减轻，然大便仍干，脘气不通，邪气不得通泄，故宜增通腑泄浊、化瘀退黄之力。

处方：茯苓 20g，生白术 15g，猪苓 10g，泽泻 10g，茵陈 20g，熟大黄 6g，沙棘 3g，陈皮 15g，鹅枳实 12g，建曲 10g。7 剂，水煎服，日 1 剂。

2018 年 8 月 9 日三诊：服药后身目黄染、小便黄等症状明显减轻，大便颜色恢复正常，大便 1~2 日 1 行。胃纳转佳，胃脘胀气减轻。舌稍暗，苔白，脉弦细。此为脾运好转，湿浊瘀血渐去。

处方：茯苓 20g，生白术 15g，猪苓 10g，泽泻 10g，茵陈 20g，熟大黄 6g，沙棘 3g，陈皮 15g，鹅枳实 15g，建曲 10g。14 剂，水煎服，日 1 剂。

2018 年 9 月 13 日四诊：服药后身目黄染、小便黄症状已退。复查肝功示总胆红素 22.4μmol/L，直接胆红素 13.8μmol/L，丙氨酸氨基转移酶、碱性磷酸酶、谷氨酰转肽酶、天冬氨酸转移酶、总胆汁酸等指标均已恢复正常。现大便两日 1 行、初头稍干。舌暗红，苔白，脉弦细。上方为基础，伍以健脾药，巩固治疗两周。嘱其节饮食，忌饱食、油腻、甜食等，注意运动锻炼。

分析与讨论：黄疸是常见症状与体征，是由胆红素代谢障碍而引起血清内胆红素浓度升高所致。临床表现为巩膜、黏膜、皮肤及其他组织被染成黄色。因巩膜含有较多的弹性硬蛋白，与胆红素有较强的亲和力，故黄疸患者巩膜黄染常先于黏膜、皮肤而首先被察觉。当血清总胆红素在 17.1~34.2μmol/L，而肉眼看不出黄疸时，称隐性黄疸或亚临床黄疸。当血清总胆红素浓度超过 34.2μmol/L 时，临床上即可发现黄疸，也称为显性黄疸。间接胆红素升高为主的黄疸，主要见于各类溶血性疾病、新生儿黄疸等疾病，直接胆红素与总胆红素比值小于 35%。直接胆红素升高为主的黄疸，见于各类肝内、肝外阻塞，使胆汁排泄不畅，直接胆红素与总比值大于 55%。肝细胞损伤混合性黄疸见于各类肝病，表现为直接胆红素、间接胆红素均升高，直接胆红素与总胆红素比值为 35%~55%，检查肝功能可获得异常结果。对于早期阻塞性黄疸，外科手术是目前最重要的治疗方法之一。

本例患者黄疸由自身免疫性胰腺炎（AIP）引起。AIP 为自身免疫引起的胰腺慢性炎症性病变、良性、纤维炎症性慢性胰腺炎，有独特的临床表现、影像学和病理学特征，并发现与高丙球蛋白血症有关。AIP 占慢性胰腺炎病例的 2%~6%，多见于老年男性，大多 > 50 岁，主要临床表现为梗阻性无痛性黄疸，占 70%~80%。多为胰头局灶性病变，也可表现为急性弥漫性胰腺炎。AIP 可引起胰腺内（糖尿病、体重减轻）、外分泌（脂肪泻、体重减轻）功能降低。局灶性者难与恶性肿瘤鉴别，约 23% 的 AIP 因误为恶性肿瘤而行手术治疗。AIP 患者血清 IgG_4 水平明显高于正常人，嗜酸性粒细胞增加，活化 CD_4、CD_8 阳性，高 γ 球蛋白血症，自身免疫抗体存在（抗核抗体、抗线粒体抗体、抗 CA-Ⅱ 抗体、类风湿因子、抗 α-fodrin 抗体、抗平滑肌抗体）。AIP 在

US 检查表现为低回声为主的弥漫性胰腺肿大。放射影像学检查（CT/MRI）示胰腺表现，AIP 胰腺本身改变可呈弥漫性和局灶性，但胰腺周围渗出相对胰液渗出性的胰腺炎轻，一般仅局限于胰腺周边。另外，很少钙化、囊变和假性囊肿形成。病变处 CT 密度减低，强化减轻。磁共振表现为 T_1WI 低信号，T_2WI 稍高信号。胰腺周围胶囊样改变显示为 T_2WI 低信号。内镜超声检查（EUS）胰头部胰尾部盲区少，高频超声波（7.5～20MHz）应用可得到病变部位的微细构造，表现为低回声为主的弥漫性胰腺肿大和局限性肿大。内镜逆行性胰胆管造影（ERCP）显示的胰腺管狭窄影像是自身免疫性胰腺炎的特征，胰腺管周围炎性细胞浸润和纤维化是管腔狭窄的原因。主胰管通常变细，管壁不整，上段胰腺管无显著扩张。狭窄影像的长度占主胰管 2/3 以上的范围为弥漫型，1/3 以上、2/3 以下的为局限型。氟-18-氟代脱氧葡萄糖-正电子发射断层显像（18F-FDG PET/CT）AIP 在炎症明显时，病灶内的 FDG 是高积聚的，SUV 检查值全部在 3.5 以上。AIP 在全胰腺有病变时，FDG 在全胰腺积聚是特征。

AIP 诊断主要依据：①特殊的影像学表现。②血清学检查。③组织学检查。④激素治疗有效。⑤出现胰腺外的病变。局灶性的 AIP，临床、影像上和胰腺癌相似。

AIP 的治疗包括药物治疗和内镜治疗两部分。药物标准治疗方法是激素治疗。若激素治疗效果不好，则应考虑其他病变的可能，如胰腺癌。6%～54% 的患者可复发，局灶型较弥漫型更易复发，复发时可再次激素治疗。也可使用对激素治疗无影响的免疫抑制药物。急性期因胰腺炎症末端胆管变细，胆汁流出不畅，可内镜下行内造瘘术和外造瘘术，以改善肿大的胰腺。胰腺结石和难治性疼痛及合并假性囊肿时应手术治疗。此外，肿瘤形成性胰腺炎和胰腺癌不能鉴别时也应手术探查。

本例患者经三甲西医医院诊断明确为 AIP，初期应用激素治疗后病情好转，但激素减量过程中再次出现病情加重，出现重度黄疸。患者自身考虑应用激素已较长时间，不愿加大激素用量等西医其他治疗，因此寻求中医药共同治疗。

目前，有关 AIP 的中医治疗报道较少见，较多的是中医治疗慢性胰腺炎的报道。本病是与自身免疫相关的慢性胰腺炎症，虽然有自身免疫反应的特点，但仍然具有慢性炎症的共同特点，中医治疗可以相互参照。

中华中医药学会脾胃病分会主持制定了《消化系统常见病慢性胰腺炎中医诊疗指南（基层医生版)》，认为慢性胰腺炎整个病机演变多由实转为虚实夹杂或正虚邪实，脾胃虚弱、气血阴阳不足为本，湿热、食积、气滞、血瘀、痰浊为标。辨证治疗分为脾胃虚弱、肝胃不和、脾胃虚寒、气阴亏虚等证为主，兼见湿热、食积、气滞、血瘀、痰浊。崔乃强等探讨了慢性胰腺炎的中医相关性研究，就慢性胰腺炎的中医病名、病因、病机、辨证分型、治则等进行了总结，认为慢性胰腺炎属中医学"腹痛""胁痛""胃脘痛"和"腹泻"范畴，病位不离肝、胆（胰）和脾、胃，从论证角度，可总结为从肝脾论治和从胆（胰）论治。

一些医家根据本病的病因病机、病位及临床表现等，辨证分为胃肠湿热证、肝胆湿热证、肝气郁结证、脾胃虚弱证、气滞血瘀证等。叶蔚等从中医"郁"的角度探讨慢性胰腺炎胰腺纤维化的治疗思路，认为中医的"郁"贯穿于慢性胰腺炎胰腺纤维化的病变全过程，而治"郁"关键是治肝。本病从肝气郁结开始，而后出现气血不和、痰湿阻滞，终成痰瘀互结之证，故结合病机"郁"提出了调肝理气、抑肝扶脾、活血化瘀等治法。刘华生等从"脾胃""郁""痰"的角度阐述了病因病机及与慢性胰腺炎的关系，列举了医家们对3种病机的认识，为临床防治慢性胰腺炎提供了中医治疗思路。尽管中医对慢性胰腺炎辨治已积累了较多经验，但多从"腹痛""脾心痛""胃心痛""胰瘅""脾实""结胸""胃脘痛""胁痛""泄泻""胰胀"等疾病范畴进行治疗，对于伴有重度黄疸的中医治疗报道则少见。

黄疸在中医学中，其病因病机为湿邪为患，困遏脾胃，壅塞肝胆，导致肝气疏泄失常，胆汁泛溢而成身目黄染，其中以目黄为主要诊断依据。辨证主要分为两大类，一类为湿热黄疸，即阳黄；一类为寒湿黄疸，即阴黄。由于湿性黏腻缠绵，故治疗黄疸以利湿为要。《内经》提出两大治法，一则"开鬼门"，一则"洁净府"。开鬼门者，开其腠理，使湿邪自肌表出也；洁净府者，使湿邪从小便出也。《中医内科学》教材将黄疸分为胆腑郁热证等型，采用大柴胡汤治疗。然而，多数人误将"胆道阻塞"病史作为胆腑郁热证的鉴别依据。中医肝病大家关幼波认为，黄疸一症，以阳黄居多为主证，阴黄居少为变证。虽然湿热、寒湿可致黄疸，但并非都可出现黄疸。究其原因，关键在于邪入血分。若仅在气分，甚至弥漫三焦，一般也不会出现黄疸。若入于血分，阻滞百脉，遏迫胆汁不循常道而外溢，浸渍于肌肤才能出现黄疸。关幼波认为，治疗黄疸需辨湿热轻重与三焦部位，同时要注重活血、化痰和解毒。

本例患者西医诊断为自身免疫性胰腺炎伴有重度不全阻塞性黄疸，临床表现主要为身目尿黄、乏力、纳差、消化不良，时有胃胀。观其舌脉，舌暗，苔白稍厚，脉弦而细。辨证当为脾虚湿蕴，湿重于热，浊瘀互结。我们认为，西医之胰腺属中医学"脾"脏范畴。《难经·第四十二难》曰："脾重二斤二两，扁广三寸，长五寸，有散膏半斤。"李东垣曰："脾长一尺，掩太仓；太仓者，胃之上口也。"王清任《医林改错》指出："脾中有一管，体像玲珑，易于出水，故名珑管，脾之长短与胃相等。"这些都是对胰腺属脾的描述。病机为脾虚失于运化，湿热之邪蕴结，湿邪不解化浊而瘀结于血分，累及肝胆，而发为黄疸。

本例患者虽有"胆道梗阻"，却断不可诊为"胆腑郁热证"。对于各型黄疸，仲景提出茵陈蒿汤、栀子大黄汤及茵陈五苓散，分别治疗阳黄中湿热并重、热重于湿和湿重于热之黄疸，程钟龄提出茵陈术附汤治疗阴黄。《金匮要略·黄疸病脉证并治》指出

"黄家所得，从湿得之""诸病黄家，但利其小便……""黄疸病，茵陈五苓散主之""茵陈蒿末十分，五苓散五分。上二物和，先食饮方寸匕，日三服"，故而茵陈五苓散成为治疗湿重于热之黄疸的主要方剂。方中以清利湿热的茵陈为君药，配合泽泻、猪苓、茯苓利水渗湿，白术健脾燥湿，桂枝辛温通阳化气行水。诸药合用，共奏清热解毒利湿、健脾和胃化浊之功。《医方考》云："茵陈，黄家神良之品也，故诸方多用之；猪苓、泽泻、茯苓、白术味淡，故可以导利小水；官桂之加，取有辛热，能引诸药直达热邪蓄积之处。"《古今名医方论》曰："罗东逸曰治酒积黄疸，盖土虚则受湿，湿热乘脾，黄色乃见。茵陈专理湿热，发黄者所必用也；佐以五苓，旺中州，利膀胱；桂为向导，直达热所，无不克矣。"但茵陈五苓散中桂枝性温，辛温助热，易动血，亦不利于湿重于热之黄疸治疗。后世医家根据临床实践，在茵陈五苓散基础上加减治疗黄疸，其中茵陈四苓散应用较为广泛。茵陈四苓汤首见于《杏苑生春》，由茵陈、泽泻、白术、枳实、猪苓、山栀仁组成，主治黄疸、渴饮水浆、小便亦少。但《杏苑生春》茵陈四苓汤之山栀仁苦寒，不利于治疗湿重于热之黄疸，故而临床多以茵陈五苓散去桂之茵陈四苓散作为治疗湿重于热之黄疸的基本方剂。

本例患者初诊以茵陈四苓散为基本方，茵陈清利湿热、利胆退黄为君，泽泻、猪苓、茯苓渗湿利水为臣，白术健脾燥湿、促进运化，既可化水为津，又可输津四布。加枳实、熟大黄以泄浊瘀，加沙棘、建曲、陈皮以健脾化湿活血。首诊药已中的，病情好转，二诊、三诊守方微调后继服。四诊患者黄疸已基本消退，故配伍补脾益胃之药扶正气，取得良好疗效。

（李雪）

经方猪苓汤治疗顽固性胸腔积液的中西医诊治思考

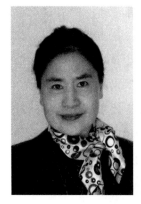

刘汶，首都医科大学附属北京中医医院主任医师，教授，博士研究生导师。中国中西医结合学会消化疾病专委会脾胃学说应用与创新专业委员会主任委员，世界中医药学会联合会温病学会副会长，北京中西医结合学会养生专业委员会主任委员。全国优秀中医临床人才，曾获华夏医学科学技术三等奖，中西医结合学会科学技术三等奖，中华中医药学会著作奖三等奖。发表学术论文60余篇。

患者杨某，女，69岁，因"胸闷、喘憋两个月"，于2013年7月19日就诊。

现病史：患者2013年5月20日主因"右下肢红肿伴发热两周"由门诊以"右下肢丹毒"收入我院外科病房住院治疗。住院期间出现阵发性胸闷、喘憋，不能平卧。行肺CT示胸腔积液。2013年5～6月行右侧胸腔闭式引流，反复抽胸腔积液，并进行胸腔镜探查术和胸膜固定术。患者抽胸腔积液后仍觉胸闷憋气，仍不能平卧。外科遂请笔者会诊。刻下症胸闷、憋气，咳喘，痰不多。口干咽燥，腰酸乏力，饮食，二便正常，下肢浮肿。无发热，下肢丹毒基本消失。舌质红，苔白厚腻，脉弦滑。

既往史：乙肝肝硬化多年。

辅助检查：胸片示右侧胸腔积液。B超示右侧胸腔积液，肝脏弥漫性病变，脾大，门静脉增宽。肠间少量积液。胸腔积液病理涂片见大量红细胞、淋巴细胞、少量间皮细胞，未见肿瘤细胞。

西医诊断：①乙肝肝硬化。②门脉高压。③脾大。④脾功能亢进。⑤上消化道出血。⑥顽固性胸腔积液。⑦低蛋白血症。⑧右下肢丹毒。⑨右下肢深静脉血栓。

中医诊断：①悬饮（水热互结，阴虚内热）。②胸痹（痰浊痹阻）。

辨证分析：患者长期患慢性乙肝，耗伤正气，导致脏腑虚弱，肝肾不足，脾肾两虚，肺气不足。脾虚则脾失健运，水湿不化；肺虚则肺失肃降，不能通调水道；肾虚则气化不利，水湿内停；肝气不足，疏泄失常，不能调畅气机，又影响了肺脾肾的功能不能正常发挥。水湿聚而成饮，停于胸胁，导致痰饮阻滞，气机不畅。患者入院后曾给予大量利尿剂及抽胸腔积液治疗，导致耗伤阴液，阴虚生内热，故见口干咽燥、腰酸乏力。舌质红、苔白厚腻、脉弦滑乃痰湿阻滞、水热互结、气机不畅之象。病位在胸胁，与肝、脾、肾、肺有关。病性为本虚标实，虚实夹杂。病机特点是肺脾肾气虚，水湿内停，气机阻滞，兼有阴液耗伤、水热互结。患者一般情况尚可，正气尚充，治疗应本着"急则治其本，缓者治其标"的原则，先祛邪为主，兼以扶正。

治疗经过：治以利水渗湿，化痰通络，兼滋阴清热。方用瓜蒌薤白半夏汤、猪苓汤合一贯煎加减。

处方：瓜蒌10g，薤白10g，法半夏10g，炒黑丑5g，白牵牛子5g，茯苓皮30g，猪苓20g，泽泻10g，葶苈子10g，马鞭草30g，半枝莲30g，半边莲30g，炒薏苡仁30g，丹参30g，泽兰30g，水红花子10g，桑寄生30g，阿胶10g（烊化），北沙参15g，麦冬15g，当归15g，生地黄15g，枸杞子30g，大腹皮10g，槟榔10g。7剂，水煎服，日1剂。

7月25日二诊：胸闷、喘憋好转，口燥咽干略减，下肢浮肿，舌质红，苔白厚腻，脉弦滑。治法同前。前方加青花椒目、防己，以加强利水渗湿功效。

处方：淡竹叶10g，车前草30g，车前子30g，滑石块10g，炒黑丑5g，白牵牛子5g，抽葫芦30g，泽兰30g，泽泻10g，葶苈子10g，大枣10g，炒薏苡仁30g，冬瓜皮30g，茯苓皮30g，猪苓20g，水红花子10g，青花椒目10g，防己10g，阿胶10g（烊化），滑石10g，北沙参30g，麦冬15g，当归15g，生地黄30g。7剂，水煎服，日1剂。

8月1日三诊：胸闷、喘憋消失，口干、咽燥消失，下肢浮肿减轻，舌质红，苔白，脉弦滑。予瓜蒌薤白半夏汤合猪苓汤加减治疗，以化痰通络，清热利水。

处方：瓜蒌15g，薤白10g，法半夏10g，红景天30g，龙胆草6g，葶苈子30g，桑白皮30g，大枣10g，化橘红10g，醋柴胡10g，白芍20g，郁金20g，香附15g，水蛭3g，炒黑丑5g，白牵牛子5g，马鞭草30g，鹿角胶10g，生阿胶20g，猪苓20g。水煎服，日1剂。

经化痰散结、育阴利水、活血通络加减治疗3个月后，患者胸腔积液消失，下肢浮肿消失，无胸闷、喘憋，病情稳定。随访1年，患者无胸腔积液出现。

分析与讨论：本案患者长期患慢性乙肝，脏腑虚弱，导致肝肾不足，脾肾两虚，肺气不足。肺为水上之源，肾为水下之源；脾为后天之本，主运化水湿，故古人又称"脾为生痰之源，肺为贮痰之器"。脾气虚则脾失健运，水湿不化；肺气虚弱，则通调水道功能失常，水液不能下降于水道；肾气亏虚，则气化不利，水湿内停；肝气不足，则肝失疏泄，气机阻滞。水湿不化，聚而成饮，停于胸胁，导致痰饮阻滞，气机不畅。患者入院后曾给予大量利尿剂及抽胸腔积液治疗，又导致阴伤化热，水热互结。本病为本虚标实之证，既有脾肾两虚，肝肾不足，也有痰浊痹阻，水热互结。所用猪苓汤、瓜蒌薤白半夏汤均为经方。猪苓汤中猪苓、茯苓、泽泻甘淡渗泄以利水；滑石甘寒，通窍利水，导热下行；阿胶为驴皮所制，属血肉有情之品，甘平育阴润燥，滋养真阴。诸药合用，共成清热利水育阴之剂。与一贯煎合用，有滋补肝肾、疏肝理气、育阴利水之功。瓜蒌薤白半夏汤通阳散结，祛痰宽胸，可治疗胸痹不得卧、心痛彻背，对痰浊痹阻所致的胸闷、喘憋效果较好。方中加半枝莲、半边莲清热解毒，利水消肿；黑白二丑泻下逐水；泽兰、马鞭草活血利水；水红花散血消积；抽葫芦、冬瓜皮利水消肿。一贯煎中原有川楝子疏肝理气，但因有小毒，可引起肝损伤，故换用槟榔、大腹皮理气行水。诸药共用，共奏利水渗湿、化痰通络兼滋阴补肾之功。

这个病例关键在水湿停滞，又有阴虚存在，祛湿有可能伤阴，滋阴有可能加重水湿和痰阻，如何调和其矛盾很重要。笔者认为，本案病性属虚实夹杂、本虚标实之证，把握好标本的辨证关系很重要，治疗要祛邪不忘固本，固本不忘祛邪；急则治其标，缓则治其本。《金匮要略》曾说，病痰饮者，当以温药和之。但该患者由于反复抽胸腔积液，导致阴虚内热。加上有下肢丹毒，体内热毒壅盛，故不宜用温药治之。笔者选用经方猪苓汤育阴利水，瓜蒌薤白半夏汤清热化痰，一贯煎滋补肾阴兼疏肝理气，三方加减，配合理气活血通络之剂以疏肝理气，活血化瘀，疏通水液之道，治疗顽固性胸腔积液，起到了祛湿而不伤阴、滋阴而不滋腻的作用，可以说是效如桴鼓。

笔者用经方感悟：猪苓汤见于《伤寒论》第223条："若脉浮，发热，渴欲饮水，小便不利者，猪苓汤主之。"用于治疗阳明病误下后出现的变证，病机为阴津耗伤，邪热入里，水热互结。证候特点为发热、口渴、小便不利。《伤寒论》第319条云："少阴病，下利六七日，咳而呕渴，心烦，不得眠者，猪苓汤主之。"主治少阴病下利后，出现少阴热化、阴虚水热互结证，临床特点为下利后出现恶心、呕吐、口渴、心烦不眠、咳嗽等。该患者虽然未用下法也无久泻不止，但反复抽胸腔积液也会导致阴液耗伤。会诊时患者虽然无发热、小便不利、恶心、呕吐、心烦不寐等症状，但有口干咽燥、咳喘、腰酸乏力、舌质红的临床表现，结合反复抽胸腔积液，及既往有慢性乙肝病史多年，伤肝伤肾，考虑为阴虚内热，肾阴亏虚；再结合顽固性胸腔积液反复不愈，考虑为水热互结，难以速去，故用猪苓汤加减化裁。

对于痰饮水湿之邪，《金匮要略》认为当以温药和之。但笔者认为，痰湿水饮均为阴液，理论上虽当以温药和之，但本案因水热互结，用温药会更加耗伤阴液，日久正气不足，不能抗邪外出，反致邪郁更甚，所以不用温药和之。

笔者认为，学习经典要学习其精髓实质，不要拘泥经典原文的一字一句，更不要因为某个症状而裹足不前。辨证施治是中医的精髓，有是证，用是方。法从证出，方随法立，环环相扣，逻辑严谨。这个"证"不是"症"，是病机，是对疾病某一阶段的病因、病性、病位、病势的高度病理概括。临床应用时，只要病机相同，哪怕症状与原文不尽相同，也可以采用经方大胆治疗。

反复右胁胀满——胆囊结石伴慢性胆囊炎的中医诊治思考

首都医科大学附属北京中医医院　刘汶

患者杨某，女，58岁。因"右胁胀满不适反复发作两年"入院。

现病史：患者平素急躁易怒，两年来右胁胀满不适反复发作，生气后加重，走窜不定，偶尔放射至肩背痛，并感轻微腹胀、食欲不佳、反酸，无恶心、呕吐、烧心，无畏寒、发热，发作时伴右侧头部胀痛，纳差，大便稀、日1次，小便正常。

既往史：自诉30年前输血后曾患"乙肝"，现已愈。患胆囊炎、胆结石、肝多发囊肿3年余。患高血压，服药后血压由140/90mmHg降到131/82mmHg，且停药倍他乐克后，血压正常。腔隙性脑梗死；冠心病；脂肪肝。

个人史：无特殊。

家族史：无。

体格检查：体温36.5℃，脉搏80次/分，呼吸18次/分，血压120/80mmHg。神清，精神可，巩膜及皮肤无黄染，浅表淋巴结不大，心肺检查（－）。腹软，右上腹有压痛，无反跳痛，无腹肌紧张，肝脾未及，墨菲征（－）。双下肢不肿。神经系统未查。舌暗苔白干，脉弱。

辅助检查：同型半胱氨酸示HCY 17.5μmol/L。甲功系列1（化学发光法）示甲状腺过氧化物酶（TPO）130.90U/mL。

凝血功能：凝血酶原时间（PT）10.6s，R 1111.0%，国际标准化比值0.940R，血浆纤维蛋白原（FIB）3.69g/L，部分活化凝血活酶时间（APTT）32.1s，APTT（R）1.150R。血常规红细胞计数5.27×10^{12}/L，血红蛋白154g/L，血细胞比容46.8%，

消化系肿瘤标志物4项（化学发光法）：CA_{199} 26.23U/mL，CEA 2.60μg/mL，AFP 3.40μg/mL，血清铁94.90μg/mL。

肝纤维化系列4项：Ⅳ型胶原（Ⅳ－C）1120.00μg/L，透明质酸酶（HA）264.00μg/L，Ⅲ型前胶原（PⅢP）13.00μg/L。特殊肝功α－L－岩藻糖苷酶（AFU）32.8U/L，前白蛋白（PA）186.9mg/L，血清胆碱酯酶（CHE）9011U/L。

综合系列1：AST 38.4U/L，甘油三酯（TG）1.79mmol/L，低密度脂蛋白胆固醇（LDL－C）3.24mmol/L。

抗核抗体系列：ANA（－），DNA（E）＜10.00IU/mL，nRNP－[2]，Sm－

[0]，SS－A－[4]，SS－B－[0]，Scl－70－[2]，Jo－1－[2]，rRNP－[2]，AMA－M2－[0]，anti－HIS－[3]，CENP－B－[1]，PCNA－[3]，ANuA－[1]，－[4]，－[4]，DNA－[3]。

肝、胆、胰、脾、双肾 B 超：脂肪肝；肝囊肿；胆囊结石可能；左肾实性结节；错构瘤？肝脏弹性 E 12.5，CAP 352。

中医诊断：胁痛（肝郁脾虚证）。

西医诊断：①胆囊结石伴慢性胆囊炎。②慢性胃炎。③ 2 型糖尿病。④高甘油三酯血症。⑤脂肪肝。

诊断依据

中医辨病辨证依据：患者右胁胀满不适反复发作两年，故中医诊断为"胁痛"。胁痛病位在两胁，可与"胃痛""腹痛"鉴别。患者平素急躁易怒，生气后胁痛胀满加重，因情志不遂，郁怒伤肝，肝失疏泄，经气郁滞，则胸胁胀满窜痛，发作时伴有右侧头部胀痛，随情志变化增减；肝失调达，横乘脾土，脾气虚弱，不能运化水谷，则食少腹胀，大便不成形；砂石阻滞胆道，则偶尔放射至肩背痛，内伤胁痛则无恶心、呕吐、烧心，无畏寒、发热；舌暗、苔白干乃肝郁脾虚之象；脉弱为脾胃虚弱之征。纵观整个病史及证候、舌脉，病因为七情内伤，病性为本虚标实，病位在肝，涉及胆、脾、胃，病机为肝郁脾虚。

西医诊断依据：①右胁胀满不适反复发作两年。临床表现以右胁胀满不适为主，偶有放射至肩背痛，体检可见右上腹部压痛。②辅助检查：肝胆胰脾双肾 B 超示脂肪肝；肝囊肿；胆囊结石可能；左肾实性结节；错构瘤？③既往患胆囊炎、胆结石、肝多发囊肿。

鉴别诊断

中医鉴别诊断

胃痛：以上腹胃脘部近心窝处疼痛为主。而本病例以右胁胀满疼痛为主，故能鉴别。

腹痛：以胃脘以下、耻骨毛际以上疼痛为主，故能鉴别。

西医鉴别诊断

消化性溃疡：症状不明显的消化性溃疡与慢性胆囊炎容易混淆，B 超检查可鉴别。

原发性肝癌：原发性肝癌早期即小肝癌或亚临床肝癌，多无自觉症状，一旦出现右上腹不适或隐痛多属于晚期。所以 B 超、CT 可以鉴别。

胆囊癌：本病早期颇似慢性胆囊炎，行 B 超检查与慢性胆囊炎鉴别。胆囊癌的主要症状就是出现黄疸，右上腹肿块多已是晚期，本病并无上述症状。

治疗经过：该病病性为本虚标实，根据"急则治其标，缓则治其本"原则，初始先祛邪为主，邪祛则气机通畅；后期再以健脾益气、补虚治本为主，以防"闭门留寇"。故初诊治以疏肝健脾，方用逍遥散合龙胆泻肝汤加减。

处方：北柴胡 10g，龙胆草 6g，黄芩 10g，炒栀子 10g，白芍 15g，当归 15g，香附 15g，郁金 20g，延胡索 10g，川楝子 10g，三七花 3g，鸡血藤 30g，茯苓 20g，土白术 20g，砂仁 5g（后下），丹参 30g。7 剂，水煎服，日 1 剂。

患者 1 周后复诊，述症状缓解，反酸消失，仍右胁胀满，右侧头痛，纳可，大便不成形、日 1 次，排便不畅。舌暗，苔白腻，脉弦细。中医辨证同前，考虑久病入络，前方去川楝子、鸡血藤、砂仁、丹参，加全蝎 3g，鹅枳实 10g，厚朴 10g，预知子 30g，五灵脂 10g，蒲黄炭 10g，松花粉 1.5g，以加强活血通络之力。

三诊：服药后症状好转，右胁胀满减轻，头痛消失，口干仍不欲饮，食欲不佳，大便不成形、日 1 次，舌暗，苔白干，脉弱。辨为肝肾阴虚、痰瘀滞络证。治以滋补肝肾，化痰通络，药用益胃汤合四君子汤加减。

处方：北沙参 15g，麦冬 15g，玉竹 20g，石斛 30g，枸杞子 30g，女贞子 30g，旱莲草 30g，覆盆子 30g，桑椹 30g，党参 20g，茯苓 20g，土白术 20g，砂仁 5g（后下），预知子 15g，三七花 3g，松花粉 1.5g。7 剂，水煎服，日 1 剂。

四诊：头胀不痛，反酸不烧心，自觉骨蒸潮热，纳可，大便稀、日 1 次，排便不畅。舌暗，苔白腻，脉弦滑。辨为阴虚内热证，治以滋阴清热，方以青蒿鳖甲汤合清骨散兼左金丸、四君子汤加减。

处方：青蒿 6g，鳖甲 15g（先煎），生地黄 12g，生知母 6g，牡丹皮 9g，银柴胡 10g，地骨皮 30g，白薇 15g，白芍 15g，胡黄连 10g，吴茱萸 5g，预知子 30g，砂仁 5g（后下），茯苓 20g，白术 20g，党参 20g。7 剂，水煎服，日 1 剂。

五诊：偶尔反酸不烧心，余无不适。舌暗，苔白腻，脉弦滑。辨为阴虚内热证，效不更方，治以滋阴清热。

处方：青蒿 6g，鳖甲 15g（先煎），生地黄 12g，生知母 6g，牡丹皮 9g，银柴胡 10g，地骨皮 30g，白薇 15g，白芍 15g，胡黄连 10g，吴茱萸 5g，预知子 30g，砂仁 5g（后下），茯苓 20g，白术 20g，党参 20g。7 剂，水煎服，日 1 剂。

服药效果较好，未复发。

最后诊断：中医诊断胁痛病（肝郁脾虚证）。

西医诊断：①胆囊结石伴慢性胆囊炎。②慢性胃炎。③2 型糖尿病。④高甘油三酯血症。⑤脂肪肝。

分析与讨论：古人无慢性胆囊炎相关病名，根据慢性胆囊炎发作时以右胁胀痛、腹胀、善太息为常见症状，中医学将其归为"胁痛""胆胀""黄疸"等范畴。《灵枢·胀论》云"胆胀者，胁下痛胀，口中苦，善太息"；《素问·脏气法时论》云"肝病者，两胁下痛引少腹，令人善怒"，均描述了肝系病可能出现的症状。该患者平时常右胁痛，情绪不佳，食欲减退，腹胀，与《伤寒论》所言的足少阳胆经郁热、枢机不利证候相似。如"胸胁苦满，嘿嘿不欲饮食，心烦喜呕，或胸中烦而不呕，或渴，或腹中痛，或胁下痞硬……小柴胡汤主之"。说明情志不遂，郁怒伤肝，肝失疏泄，经气郁滞，则胸胁胀满窜痛，发作时伴有右侧头部胀痛，且随情志变化增减。肝失调达，横乘脾土，脾气虚弱，不能运化水谷，则食少腹胀，大便不成形。因该病病性为本虚标实，根据"急则治其标，缓则治其本"原则，初始先祛邪为主，邪祛则气机通畅；后期再以健脾益气、补虚治本为主，以防"闭门留寇"，故开始用逍遥散合龙胆泻肝汤加减治疗。逍遥散疏肝解郁，健脾和营；龙胆泻肝汤疏肝利胆，清利湿热；两方合用加减，共奏疏肝利胆、清热利湿、健脾合营之效。服药半月后，患者肝气郁结明显缓解。根据《金匮要略》的"见肝之病，知肝传脾，当先实脾，四季脾旺而不受邪"，以及《素问·刺法论》"正气存内，邪不可干"和《素问·评热病论》之"邪之所凑，其气必虚"，当知应未病先防，既病防变，病后重在康复调养，以防止脾失健运、土壅木郁、肝胆失疏、少阳枢机不利而再次发病。治以益胃汤合四君子汤加减，重在滋养胃阴，健脾补气，提高免疫力。患者继续服药 7 日后，主症再次改变，辨证为阴虚内热，治以滋阴清热，药用青蒿鳖甲汤合清骨散兼左金丸、四君子汤加减。再次服药 7 日后，诸症明显减轻，为巩固疗效，效不更方，继续治以滋阴清热。患者服药 1 月余，慢性胆囊炎得到很好控制，且近期未发作，患者的生活质量有了很大改善。

纵观该患者治疗的全过程，分层分期，整体布局，先重治肝胆，后重治脾胃，未病先防，既病防变，随证治之，且病后着重康复调理，体现了中医整体观念和辨证论治精髓，体现了八纲辨证、脏腑辨证与六经辨证融会贯通、圆活机变的战术特点，体现了中医治疗疾病高瞻远瞩、未雨绸缪的战略思想，也体现了中医"以人为本"的优势。

胰岛细胞瘤术后心脾两虚的中西医诊治思考

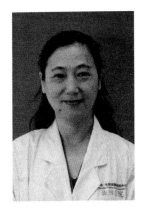

王晓素，上海中医药大学附属岳阳中西医结合医院消化病研究室主任，主任医师，中西医结合临床内科学硕士，中医内科学博士，博士研究生导师。中国中西医结合学会消化内镜专业委员会副主任委员，上海市中医药学会脾胃病分会副主任委员，中华中医药学会脾胃病分会常务委员、世界中医药学会联合会消化病专业委员会常务理事。

从事中西医结合消化疾病的医、教、研工作 30 余年。主持多项科研项目，在核心期刊发表学术论文 50 余篇。擅长采用中医、中西医结合手法诊治消化系统疾病，能够熟练运用消化内镜诊治疾病，采用通降和胃法治疗胃食管反流病，健脾祛瘀法治疗萎缩性胃炎，祛湿化痰法治疗非酒精性脂肪肝，清下理活法为主治疗急性胰腺炎。

患者陈某，女，60 岁，主因"乏力伴夜寐不安 1 年余"，于 2017 年 10 月 18 日就诊。

现病史：患者 1 年多前因反复空腹血糖及餐后血糖偏低伴乏力时作至外院就诊，查 FPG1.98mmol/L，胰岛素 7.73μI，C 肽（空腹）2.01μg/L，生长激素 0.461μg/mL，血皮质醇 2.76μg/dL。行促肾上腺皮质激素（ACTH）兴奋试验，提示皮质功能良好；上腹部 MRI 增强提示胰腺体部小平状强化影。胰腺动态增强 CT 示胰头占位，ASVS 提示胰头病变，拟胰岛细胞瘤。排除手术禁忌证后，2016 年 3 月行胰腺肿瘤根治术，术顺。病理提示"胰岛素瘤"，神经内分泌肿瘤，G1。术后未予放化疗，后患者血糖稳定，无明显腹痛。1 年多来自觉神疲乏力，心慌时作，术后体重减轻 7.5kg，至今未增，胃纳尚可，二便尚调，夜寐欠安。面色萎黄，舌胖偏红，苔薄偏黄腻，脉细。

既往史：无高血压、高血脂等慢性病史。自 2009 年起，间断出现血糖偏低，规律监测但未予治疗。2015 年出现两次做家务时突发意识欠清，三五分钟后自行缓解。外院查头颅 MRI 及颈动脉超声未见异常。有早搏病史 10 余年，规律服用稳心颗粒。曾于 2003 年因子宫肌瘤行全子宫切除术。否认肝炎、结核、痢疾等传染病史，否认输血史，否认药物、食物过敏史，否认家族遗传性疾病史。

查体：体温 36.7℃，脉搏 78 次/分，呼吸 16 次/分，血压 110/75mmHg，体型偏瘦，皮肤及巩膜无黄染。胸廓外形对称，双侧肺听诊清音，未闻及干湿性啰音及杂音。腹平坦，腹壁正中见一长约 15cm 的纵行手术瘢痕，愈合良好。未见静脉曲张，腹软，肝脾肋下未触及，移动性浊音（－）。双下肢无水肿，生理反射存在，病理反射未引出。

辅助检查：2016 年 11 月术后复查空腹血糖（FPG）6.47mmol/L，淀粉酶（Amy）147U/L，甲胎蛋白（AFP）13.07μg/mL，余肿瘤指标正常。血常规、肝肾功能、电解质正常，上腹部 CT 提示胰腺肿瘤术后改变，胰周积液引流改变，积液量较前（2016 年 4 月）明显减少。

中医诊断：虚劳（心脾两虚证）。

西医诊断：胰岛细胞瘤术后。

治疗经过：患者术后心脾两虚，气血两伤，故身型瘦削，神疲乏力；心血不足，故心慌。治以养心健脾，益气养血。

处方：党参 15g，炒白术 12g，茯苓 12g，制半夏 9g，陈皮 6g，佛手 9g，香橼 12g，黄连 3g，吴茱萸 3g，苏梗 12g，焦楂曲 15g，炒谷麦芽 15g，藤梨根 15g，灯心草 3g，珍珠母 30g。14 剂，日 1 剂，水煎服，早晚餐后温服。

2017 年 12 月 5 日二诊：神疲乏力较前好转，未见头晕目眩，夜寐欠佳，胃纳可，大便调，舌暗红舌体胖，苔薄，脉弦细。

上方去炒谷麦芽，加远志 9g，柏子仁 15g，夜交藤 30g，川芎 9g。14 剂，服法同前。

3 月 28 日三诊：复查 FPG 7.08mmol/L，AFP 14.51μg/mL，白细胞计数 2.9×10⁹/L，肝肾功能、电解质正常。近半年来体重略升，精神好转，自觉口干时作，胃纳可，夜寐一般，大便调，舌暗胖，苔薄光而红，脉细。

上方去川黄连、吴茱萸、陈皮，加玉米须 30g，焦六曲 15g，丹参 12g，莪术 12g。28 剂，服法同前。

7 月 18 日三诊：自测空腹血糖偏高，白细胞计数偏低。体重稍增，精神好转，胃纳可，夜寐一般，大便调，舌暗红，苔薄，脉弦沉。

上方加黄精 12g，北沙参 15g，灯心草 3g。28 剂，服法同前。

12 月 5 日四诊：血糖平稳，无特殊不适，体重平，白细胞偏低，胃纳可，夜寐欠安，大便调，舌淡胖，苔薄、中花剥，脉细。

上方去玉米须，加黄芪 30g，灵芝草 15g，柏子仁 15g，煅牡蛎 30g，酸枣仁 12g。28 剂，服法同前。

2019 年 6 月 3 日五诊：复查血常规白细胞计数 3.29×10⁹/L。肿瘤标志物 AFP

13.58μg/mL。肝肾功能、电解质正常。上腹部 CT 增强提示胰腺肿瘤术后改变，胰管稍增宽，与 2018 年 3 月 7 日相仿。自测体重较出院时增长近 5kg，血糖正常平稳，口干时作，时觉乏力，胃纳可，夜寐欠安，大便调，舌暗红，苔薄根黄腻，脉细。

上方去北沙参，加百合 12g，玉竹 9g，煅龙骨 30g，王不留行子 15g。28 剂，服法同前。

患者复诊两年来，随症加减。始终以六君子汤为基础，持续健脾养心，补养气血。期间患者因血糖稍有波动予玉米须降血糖，自觉口干，舌红少津，考虑阴血亏虚所致，故先后加石斛、玉竹等养阴之属及黄精等益精填髓之物，并配合北沙参、百合等养肺阴，益胃生津。患者术后时而夜寐欠佳，故先后投煅龙牡重镇安神，珍珠母、夜交藤、远志、柏子仁等养心安神。经治，患者诸症好转。

分析与讨论：患者经历胰岛细胞瘤术后，气血两伤，出现神疲乏力、心慌，夜寐不安、易醒、体重减低、肌肉不充，当辨为"虚劳"病。心主血，阴血不足，血不养心，故见心慌、失眠。血为气之母，气为血之帅，气血互生乏源，气虚无力推动，则神疲乏力、精神欠佳。脾主统血，血亏则无以滋养脾阴，脾主肌肉，外合四肢，脾阴不足，水谷精微无以濡养四肢肌肉，则体重不增、形体瘦削、四肢无力。脾又为气血生化之源，脾阴不足，生化无由，气血不能上荣于面，故见面色萎黄。纵观患者诸症，皆因术后气血两伤、心脾亏虚所致，故辨为心脾两虚证，治以养心健脾、益气养血为要。然脾胃中焦又是水谷气血之海，中焦健运，方有助于化生精微，故治疗初期选用健益中焦、理气助运之品。

初诊方中党参、白术、茯苓、陈皮、半夏合用，取六君子汤之意，脾气不健则易生痰湿，故以此健脾化湿助运，燥湿化痰。肝主藏血，营血不足无以养肝故见肝阴不足，中焦失健气机不畅易横逆犯肝而致肝气不疏，故予佛手、香橼皮疏肝理气，调畅气机。黄连清热燥湿，泻火解毒，清心除烦；吴茱萸温中散寒，下气止痛。二药配伍，有辛开苦降、反佐之妙。以黄连之苦寒，泻肝经横逆之火，以和胃降逆；佐以吴茱萸之辛热，从类相求，引热下行，以防邪火格拒，共奏清肝和胃制酸之效。苏梗长于行气宽中，搭配陈皮，可增行气理气之效。焦楂曲与炒谷麦芽合用，可消食化积，行气健胃，防中焦失健而导致的饮食积滞。藤梨根具有清热解毒、软坚散结之效，常用于治疗消化系统肿瘤。用于本案患者，一方面可化术后体内之瘀结，另一方面可防肿瘤再发。灯心草、珍珠母清心火，养心阴，养血安神助眠。

患者两年复诊，随症加减。就诊初期，患者因胰腺切除术后胰岛素分泌不足，导致血糖偏高，故对症加用玉米须。玉米须入肝、肾、小肠三经，具有利尿消肿、平肝利胆之效，且现代药理证实，其提取物皂苷类物质可起到降血糖的作用。

患者因术后心血不足，夜寐欠安，故先后加用远志、柏子仁、夜交藤、酸枣仁以养心安神，定惊助眠；加用煅龙骨、煅牡蛎共治夜少安寐。阴血亏虚，不能上荣于舌，而见舌苔薄而少津，故先后对症加用石斛、玉竹、北沙参。石斛属中华九大仙草之首，可益胃生津，滋阴清热，缓解阴伤津亏所致之口干舌燥。玉竹养阴润燥，生津止渴；北沙参入肺、脾两经，治阴伤咽干。

患者气血两伤、面色无华而萎黄，故而随症先后加用丹参、黄芪、黄精、灵芝草之属。《妇人明理论》曰"一味丹参，功同四物"。方中取其养血活血、祛瘀生新之效。黄芪益气，可补气生血。黄精入肾经，肾主骨生髓，故用以益精填髓，以缓解患者行气不充、精神不济之症。灵芝草亦有益气血、安心神、健脾胃之效，与酸枣仁、夜交藤等配伍使用，可增强养心安神之效。

纵观患者病程，虽以气血不足、心脾两亏之虚证为主，然治疗不可一味投以滋腻之品，恐有碍胃之虑，当以健脾胃中焦、行气助运为要，兼顾益气生血，活血祛瘀，并佐以黄芩、黄柏等清解之品，以防中焦郁热。经过治疗，患者气血得充，心脾得养，面色有华，乏力得解，夜寐渐安，体重回升，诸症减轻。

胆道结石的中西医诊治思考

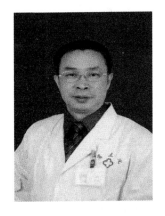

　　李鸿彬，河南省第三人民医院消化内科主任医师，西学中，中西医汇通，中国中西医结合学会消化专业委员会脾胃创新分会常委，河南省中西医结合学会消化及消化内镜分会常委，河南省医学会消化内镜分会 ERCP 学组委员，中国中西医结合学会消化内镜专业委员会委员。

　　中医经方辨治胆胰疾病具有良好的疗效，不仅可以快速缓解痛苦，缩短患者住院时间，节省治疗费用，也可让部分患者免受手术之苦。对于胆道结石，经内镜逆行胰胆管造影（ERCP）联合中医经方治疗效果显著，在解除患者胆道结石的同时，也能防止后续结石再发的问题。

　　目前，我们对胆道结石采取中西医并重的治疗模式，对于直径小于 0.6cm 的胆道小结石，应用中医经方医学思维，辨证施治，口服中药汤方治疗，溶石排石率高；对于直径大于 0.8cm 的胆道大结石，应用 ERCP 胆道取石术联合经方医学辨治策略；对于直径在 0.6~0.8cm 之间的胆道结石，结合患者具体病情及意愿，选择中医汤方溶石排石或者 ERCP 胆道取石。

　　现将两例典型的胆道结石医案记录如下。

医案 1：纯中医利胆溶石排石

　　患者熊某，男，71 岁，因"腹痛、高热、黄疸半月余"，于 2019 年 4 月 24 日至我院就诊。

　　现病史：患者于 2019 年 4 月因腹痛、高热、黄疸在当地医院查肝功能示丙氨酸氨基转移酶 650U/L，AST 452U/L，TBIL 182.3μmol/L，DBIL 127.5μmol/L，上腹部 MRI 示胆总管结石。20 天前，患者因胆囊结石并急性胆囊炎在当地县人民医院行腹腔镜胆囊切除术。2019 年 4 月 24 日从驻马店某县来我院拟行 ERCP 胆道取石术。

　　诊疗经过：入院后查腹部 CT 可见患者胆总管下段结石嵌顿胆胰壶腹部，结石直径约 5.5mm（图 1）。因结石较小，建议口服中药利胆溶石排石治疗。若患者服药后，观察 48~72 小时，腹痛、发热、黄疸均快速缓解，则建议继续口服中药溶石排石，定期复查。若服药观察 48~72 小时，症状无缓解，则行 ERCP 取石术。患者服药后，症状快速控制，一切状况良好，出院在家坚持服药。两个月后返院复查腹部 CT 结石仍在（见图 2），再次给予辨证调方后，继续服用汤方 1 个月，后停药。2019 年 8 月 22 日返院复查腹部 CT，胆总管下段结石消失（见图 3）。

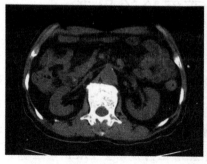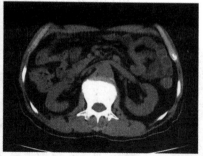

图 1　腹部 CT 示十二指肠胆胰壶腹部结石（2019 年 4 月 25 日）

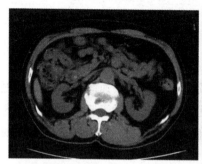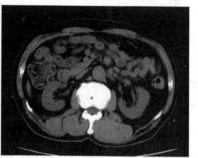

图 2　腹部 CT 示十二指肠胆胰壶腹部结石（2019 年 6 月 17 日）

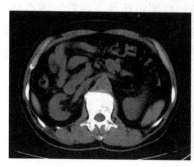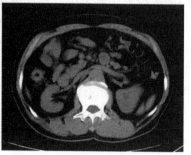

图 3　腹部 CT 示十二指肠胆胰壶腹部结石消失（2019 年 8 月 22 日）

该患者中医药辨治如下：刻下症口苦，中上腹及右上腹痛，腹胀满，大便干，皮肤、黏膜黄染，舌苔黄厚，脉弦数有力。考虑少阳阳明合病夹湿，给予大柴胡汤合小陷胸汤、芍药甘草汤化裁。

处方：柴胡 15g，黄芩 9g，姜半夏 15g，枳实 15g。白芍 30g，生大黄 9g（后下），黄连 5g，全瓜蒌 30g，金钱草 15g，海金沙 15g（包煎），炙甘草 6g，生姜 3 片，大枣 4 枚。3 剂，水煎服，日 1 剂。

服药3天后，腹痛、腹胀、黄疸、发热均快速控制，故原方不变，嘱患者守方服药。若无明显不适，1~2个月后返院复查。两个月后，患者复查CT，胆总管下段结石仍在，但在此期间，生活、饮食状态良好，未出现腹痛、发热等不适，但仍口苦，仍给予大柴胡汤合小陷胸汤，调整药量，加茵陈、鸡内金，去炙甘草。

处方：柴胡15g，黄芩9g，姜半夏15g，枳实15g，白芍20g，生大黄6g（后下），黄连3g，全瓜蒌15g，茵陈30g，金钱草15g，海金沙15g（包煎），鸡内金15g，生姜3片，大枣4枚。

两个月后，口苦消失，复查腹部CT示胆总管下段结石影消失。体重增加约6kg。

医案2：ERCP取石联合中医经方治疗

患者王某，女，79岁，因"腹痛、腹胀、纳差、呕吐半月余"，于2019年11月18日至我院就诊。

现病史：2019年11月，患者因腹痛、腹胀、纳差、呕吐在当地医院查腹部彩超及腹部CT示肝外胆管巨大结石（直径约2.0cm），肝内外胆管扩张。经人推荐，为求中西医并重而来我院诊治。

既往史：高血压病、冠心病史多年，7年前因胆囊结石行胆囊切除术。

辅助检查：外院腹部彩超及腹部CT示肝外胆管巨大结石（直径约2.0cm）；肝内外胆管扩张。

诊疗经过：患者胆道结石大，结石直径约2.0cm，采用ERCP取石术联合中药利胆溶石排石策略。2019年11月19日ERCP取石术中插镜发现胃巨大柿石（图4、图5），术中顺利取出大块胆道结石及大量泥沙样结石（图6）。ERCP胆道取石术后，嘱患者大量口服可乐，1周后查胃镜，发现胃内结石没有明显变化，遂内镜下异物钳破碎结石外壳（图7）。后出院口服中药汤剂20天，2019年12月17日返院复查胃镜及腹部彩超，胃内巨大结石及胆道结石均消失殆尽（图8）。

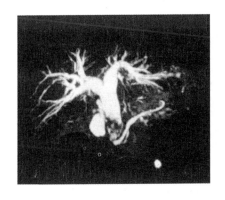

图4　MRCP肝内外胆管扩张，
胆总管下段结石（2019年11月18日）

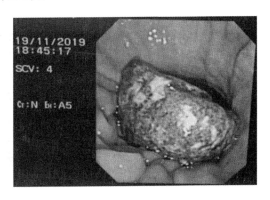

图5　ERCP术中十二指肠镜下见胃
巨大结石（2019年11月19日）

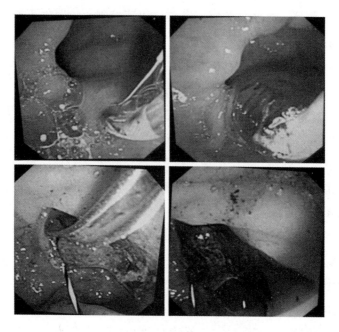

图6　ERCP胆道取石术（2019年11月19日）

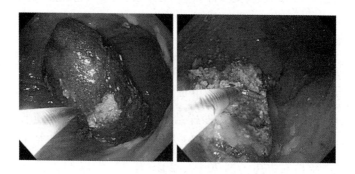

图7　胃巨大结石内镜下碎石术（2019年11月26日）

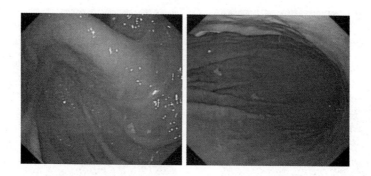

图7　胃镜示胃内巨大结石消失（2019年12月17日）

该患者中医药辨治过程如下。

刻下症：口苦，中上腹部及右上腹痛，纳差，恶心，呕吐，大便干，排便困难，舌质暗舌苔白厚，脉弦数。考虑少阳阳明合病并湿瘀互结，给予大柴胡汤合芍药甘草汤加四金等。

处方：柴胡 15g，黄芩 9g，姜半夏 15g，枳壳 15g，赤白芍 30g，生大黄 12g（后下），炙甘草 6g，茵陈 30g，全瓜蒌 15g，金钱草 15g，海金沙 15g（包煎），鸡内金 15g，丹参 15g，苍术 15g，生姜 3 片，大枣 4 枚。

出院服药约 20 天，此间患者进食良好，未出现腹痛、腹胀、发热、呕吐等不适，2019 年 12 月 17 日返院复查胃镜示胃内巨大结石消失。复查腹部彩超示肝外胆管直径 7mm，肝内外胆管未见结石影。

（杨雅阁）

腹胀大伴黄疸——肝窦阻塞综合征的诊治思考

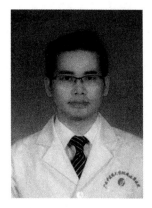

奚锦要，广西中医药大学附属瑞康医院内镜中心副主任，副主任医师，副教授。硕士研究生。广西预防医学会消化病分会委员。从事消化内科临床、教学、科研工作10余年。曾到第二军医大学附属长海医院、复旦大学附属中山医院及国家卫健委内镜培训基地进修学习。擅长胃肠镜检查、双气囊小肠镜检查、胃肠道息肉切除术、消化道出血内镜下止血术、消化道早癌内镜下黏膜切除术（EMR）/内镜下黏膜剥离术（ESD）、超声内镜检查及介入术、食管胃底静脉曲张内镜下套扎术/硬化剂及组织胶注射术等。对消化系统相关疾病的中西医诊治有丰富的临床经验。兼任中国中西医结合学会消化系统专业委员会青年委员，广西中西医结合学会消化系统专业委员会常委，广西医学会消化内镜分会委员，广西医师协会消化内镜分会委员。主持和参与数项国家级、省级研究课题。在核心期刊发表论文数篇。

患者潘某，男，68岁，因"发现腹部胀大1月余，伴双下肢水肿、身黄、目黄、尿黄半个月"，于2018年10月24日入院。

现病史：患者自诉1个月前无明显诱因下出现腹部胀大，伴乏力、纳差、口干口苦，左上腹部隐痛、呈阵发性、无放射痛，无皮肤、巩膜黄染，无嗳气、反酸，无胸闷、心悸，无咳嗽咳痰，无恶心呕吐，无呕血及解黑便等，曾到当地医院门诊就诊，予输液（具体不详）治疗后，症状未见好转。半月前开始出现双下肢水肿、尿黄、身黄、目黄，无皮肤瘙痒，无畏寒发热，曾于2018年10月21日到当地县人民医院住院，行胸腹部CT检查提示右肺中叶炎症，胸腔少量积液，肝硬化，腹水，肝静脉闭塞综合征？脂肪肝，肝小囊肿，左侧腹股沟大网膜疝。考虑肝静脉闭塞综合征，予护肝、退黄、利尿等治疗后症状未见好转，建议到上级医院进一步诊治，遂到我科住院。患者发病以来，食欲、睡眠欠佳，精神一般，大便干结难解、4~5日一行，小便黄、量少。近期体重下降约4kg。

既往史：否认肝炎病史，无酗酒史。

体格检查：生命征正常；神清，精神一般，皮肤、巩膜黄染，无蜘蛛痣，浅表淋巴未触及肿大。颈软，颈静脉无怒张，肝颈静脉回流征（－）。两肺呼吸音清，未闻及明显干湿性啰音。心率 96 次/分，律齐，未闻及杂音。腹部膨隆，未见腹壁静脉曲张，未见肠型蠕动波，腹软，全腹部无压痛及反跳痛，未触及包块，肝脾触诊不满意，墨菲征（－），麦氏点无压痛反跳痛，肝肾区无叩痛，移动性浊音（＋），肠鸣音正常。双下肢轻度凹陷性水肿，生理反射存在，病理反射未引出。

入院前辅助检查：2018 年 10 月 21 日，当地县人民医院胸腹部 CT 示右肺中叶炎症，胸腔少量积液，肝硬化，腹水，肝静脉闭塞综合征？脂肪肝，肝小囊肿，左侧腹股沟大网膜疝。肝功能示总胆红素 77.4μmol/L，直接胆红素 59.1μmol/L，间接胆红素 18.3μmol/L，白蛋白 33.2g/L，天门冬氨酸氨基转移酶 69.9IU/L。乙肝两对半未见异常。结核分枝杆菌 γ-干扰素（＋）。

初步诊断：腹胀大、黄疸查因。

诊治经过：入院后行相关辅助检查。

10 月 24 日血常规：白细胞 5.86×10^9/L，中性粒细胞百分比 76.5%，血红蛋白 142g/L，血小板 89×10^9/L。

急诊离子＋急诊肝功能＋急诊肾功能（20181024）：总胆红素 59.3μmol/L，直接胆红素 40.4μmol/L，间接胆红素 18.9μmol/L，白蛋白 29.6g/L，丙氨酸氨基转移酶 23IU/L，天门冬氨酸氨基转移酶 29IU/L，胆碱酯酶 3000IU/L，氯 97mmol/L，钙 2.09mmol/L。

10 月 25 日尿常规：胆红素 1＋μmol/L，尿胆原 1＋mmol/L。

10 月 25 日男性肿瘤抗原 12 项示糖类抗原 125 497.10U/mL。

凝血功能、乙型肝炎病毒表面抗原、丙型肝炎抗体测定、人类免疫缺陷病毒抗体、梅毒特异性抗体、血脂、粪便常规、空腹血糖未见明显异常。

两次送腹水常规＋生化均提示为漏出液，以淋巴细胞为主。腹水培养未见异常。心电图示窦性心律肢导低电压。腹水 B 超示腹腔积液。双下肢静脉 B 超未见异常。

10 月 26 日肝静脉 64 排 CT 血管成像（CTV）：①肝静脉闭塞，合并肝瘀血、硬化，腹腔积液。②肝脏囊肿。③食道下段、胃底部分静脉曲张可能。④右中叶及两下肺炎（见图 1、图 2）。

胃镜示：①食管静脉曲张（重度）。②慢性非萎缩性胃炎（见图 3、图 4）。

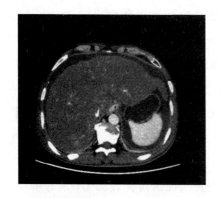

图 1　肝静脉 CTV 示意图 1

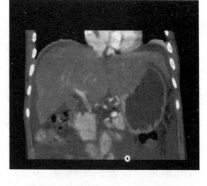

图 2　肝静脉 CTV 示意图 2

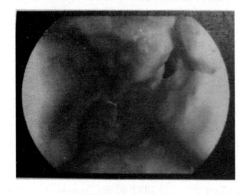

图 3　胃镜示意图 1

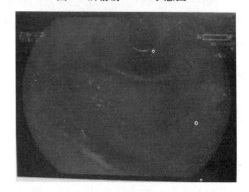

图 4　胃镜示意图 2

治疗上予降低门脉压力、护肝、抑酸、退黄、利尿、腹腔穿刺置管引流腹水、促排便等对症支持治疗。

10 月 30 日复查肝功能：总胆红素 74.5μmol/L，直接胆红素 54.2μmol/L，白蛋白 25.0g/L。血常规示白细胞 4.32×10^9/L，中性粒细胞百分比 71.8 %，血红蛋白 132g/L，血小板 72×10^9/L。

因病情复杂，诊断不明，2018 年 10 月 30 日全院大会诊，结合患者检查结果，考虑肝窦阻塞综合征可能性大，建议予活血化瘀治疗两周。

经治疗两周后，患者腹腔积液明显减少，11 月 13 日复查肝静脉 CTV：①肝静脉闭塞（2018 年 10 月 26 日 CTV 片对比，所见相仿），合并肝瘀血、硬化，腹腔积液，腹腔积液较前减少。②肝脏囊肿。③门静脉高压，食道下段、胃底静脉曲张。④两下肺炎症（图 5、图 6）。

经活血化瘀等相关对症支持治疗后，患者肝静脉闭塞无改善，将病情告知患者及其家属，建议患者行 TIPS 术治疗，患者家属考虑后表示不同意，要求出院。

最后诊断：肝窦阻塞综合征。

本例患者以"发现腹部胀大 1 月余，伴双下肢水肿、身黄、目黄、尿黄半月"入院。既往无嗜酒史。入院行肝炎病毒学指标检测结果未见异常。肝静脉 CT 血管成像

（CTV）示：①肝静脉闭塞，合并肝瘀血、硬化，腹腔积液。②食道下段、胃底部分静脉曲张可能。胃镜检查提示食管静脉曲张（重度）。综合相关临床资料，诊断为肝窦阻塞综合征。

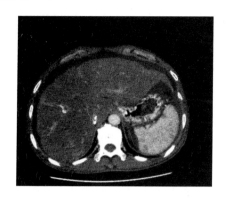 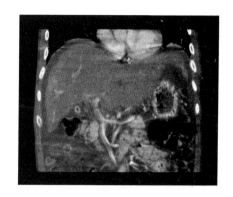

图5　复查肝静脉CTV示意图1　　　　　图6　复查肝静脉CTV示意图2

分析与讨论：肝窦阻塞综合征（hepatic sinusoidal obstruction syndrome，HSOS），又称为肝小静脉闭塞病（hepatic venoocclusive disease，HVOD），是以肝血窦、肝小静脉和小叶间静脉内皮细胞水肿、坏死、脱落进而形成微血栓，引起肝内淤血、肝功能损伤和急性门静脉高压为特征的一种肝脏血管性疾病。临床上主要表现为食欲缺乏、畏食、黄疸、腹胀、肝区疼痛、少尿和体重增加等症状和体征。该病病因国内外明显不同，国外大多发生在骨髓造血干细胞移植（hematopoietic stem cell transplantation，HSCT）预处理后，即HSCT诱发的HSOS（HSCT-HSOS），而国内则多因服用含吡咯里西啶生物碱（pyrrolidine alkaloid，PA）的植物如土三七而导致该病。另外，一些用于实体瘤的化疗药物和器官移植后预防排斥反应的药物也可诱发此病。

病理上，肝窦阻塞综合征可因肝穿取材的时间而表现出急性、亚急性和慢性特征。急性期时本病主要表现为明显的小叶中央充血，腺泡3区（小叶中央）肝细胞坏死，此时末梢肝静脉内层内膜水肿淤血，但无明显的纤维蛋白沉积或血栓；几天或几周以后，在受累的末梢肝静脉内或周围开始出现胶原蛋白沉积，这便进一步加重血流堵塞；持续几周或数月后，肝小静脉周围致密的纤维组织会向肝实质内发展，形成瘢痕组织。

HSOS临床表现主要为腹胀、食欲减退、肝区疼痛、腹水、黄疸、肝大和体重增加。绝大多数患者在发病初期仅表现为轻度的肝损伤，但血流动力学研究显示患者此时可能已经有严重的门静脉高压。慢性期患者可缺少部分典型表现或仅表现为顽固性腹水和门静脉高压相关并发症，如食管胃静脉曲张破裂出血。一些重度或治疗无效、病情进行性加重的患者，可并发感染（以呼吸系统为主），或肝肾功能衰竭，导致死亡。

本病发病时，大多数患者的血常规没有明显异常，合并感染时可以出现白细胞计数升高，病情严重时可表现为血小板计数进行性降低；肝功能异常主要表现为血清总胆红素升高，范围多在 17.1~85.5μmol/L，还可表现有 ALT、AST、GGT 或 ALP 的升高。影像学检查是临床怀疑本病发生时的必查项目。典型影像学表现包括：①急性期 CT 或 MRI 平扫表现为肝脏弥漫性肿大，肝实质密度或信号呈斑片状或地图状不均匀减低。②动脉期时，肝动脉及左右分支代偿性增粗，以肝门区为明显，肝内可见紊乱的网状血管，肝实质内出现一过性不规则异常灌注强化。③门静脉期表现为特征性的"地图状"、斑片状强化和低灌注区，以肝右叶为明显，而尾状叶和肝左外叶改变较弱，肝静脉显示不清，下腔静脉肝段变细。

肝功能损伤和急性门静脉高压是急性 HSOS 的主要临床表现，常规的对症保肝支持治疗是基础。目前临床常用的保肝药物主要有多烯磷脂酰胆碱、异甘草酸镁、谷胱甘肽等药物；当合并肝内胆汁淤积或高胆红素血症时，可选择熊去氧胆酸或 S-腺苷蛋氨酸治疗。从发病机制和病理生理角度出发，抗凝溶栓和 TIPS 是急性和亚急性 HSOS 的针对性治疗。

通过该病例总结出的经验：对于不明原因的腹胀痛、黄疸、腹水及门静脉高压等，需注意有否肝血管病变，尤其是 HSOS 的可能。同时，还需结合病史、生化、病毒学检测和影像学检查结果进行鉴别诊断。在治疗方案选择上，应根据不同患者的具体病情采取综合性治疗措施，必要时进行多学科联合诊治。

反复上腹胀痛——自身免疫性肝炎的诊治思考

广西中医药大学附属瑞康医院　罗昭琼

患者廖某，女，68岁。因"反复上腹胀痛1月余"，于2012年4月27日入院。

病史简介：患者自诉1个多月前无明显诱因下出现反复上腹部疼痛，呈阵发性隐胀痛，无向他处放射，进食后明显，无反酸、嗳气，无恶心、呕吐，无胸闷、心悸、气促，无咳嗽、咳痰，无腹泻、解黑便，无头晕、头痛，无恶寒、发热等，一直未予任何诊治，门诊拟"腹痛查因"收入院。患者病后精神、食欲、睡眠可，大小便正常，体重未见明显减轻。入院体格检查示生命体征正常，神清，精神可，心肺检查均未见明显异常。腹平软，中上腹轻度压痛，无反跳痛，肝脾肋下未触及，肝肾区无叩击痛，移动性浊音（－），肠鸣音正常。双下肢无水肿。

诊治经过：入院后辅助检查。

4月28日生化A示总胆红素18.2μmol/L，直接胆红素9.4μmol/L，间接胆红素8.8μmol/L，总蛋白83.1g/L，白蛋白36.7g/L，球蛋白46.4g/L，白蛋白/球蛋白0.8，谷草转氨酶210IU/L，谷丙转氨酶113IU/L，碱性磷酸酶454U/L，谷氨酰转肽酶433IU/L，总胆汁酸25μmol/L，肌酸激酶1396IU/L，乳酸脱氢酶467IU/L。免疫球蛋白G18g/L，免疫球蛋白M 3.3g/L，γ球蛋白23.7%。

4月27日大便常规＋隐血（＋）。血常规、尿常规、肾功能、离子A、空腹血糖、凝血4项、乙肝两对半、丙肝抗体、HIV、梅毒螺旋体特异性抗体、AFP、CEA、CA_{125}、CA_{199}、CA_{153}、CA_{724}等均未见异常。

4月27日心电图示：①窦性心律不齐。②T波改变。③频发房早。④频发室早。胸部正位片＋腹部立位片均正常。

4月27日肝、胆、胰、脾、双肾＋腹主动脉旁淋巴结彩超示肝光点稍粗；左肾小结石；胆、胰、脾、右肾回声及血流未见明显异常；腹主动脉旁未探及明显肿大淋巴结。4月27日经阴道子宫双附件彩超：盆腔积液；老年性子宫。

4月28日无痛电子胃镜：慢性非萎缩性胃炎伴隆起糜烂（行APC治疗），见图1。

5月4日无痛电子结肠镜：全大肠黏膜未见明显器质性病变（图2）。

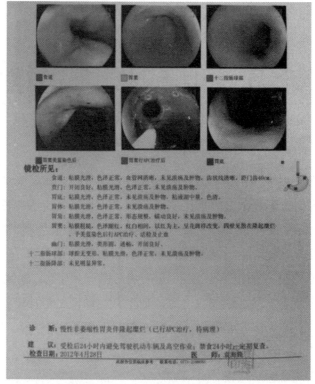

镜检所见:
食道: 粘膜光滑,色泽正常,血管网清晰,未见溃疡及肿物,齿状线清晰,距门齿40cm。
贲门: 开闭良好,粘膜光滑,色泽正常,未见溃疡及肿物。
胃底: 粘膜光滑,色泽正常,未见溃疡及肿物,粘液湖中量,色清。
胃体: 粘膜光滑,色泽正常,未见溃疡及肿物。
胃角: 粘膜光滑,色泽正常,形态规整,蠕动良好,未见溃疡及肿物。
胃窦: 粘膜稍红,色泽潮红,红白相间,以红为主,呈花斑样改变,四壁见散在隆起糜烂,予美蓝染色后行APC治疗、活检及止血。
幽门: 粘膜光滑,类形圆,通畅,开闭良好。
十二指肠球部: 球形无变形,粘膜光滑,色泽正常,未见溃疡及肿物。
十二指肠降部: 未见明显异常。

诊　　断: 慢性非萎缩性胃夹伴隆起糜烂(已行APC治疗,待病理)
建　　议: 受检后24小时内避免驾驶机动车辆及高空作业;禁食24小时;定期复查。
检查日期: 2012年4月28日　　　　医　师: 袁海鹏

图1　电子胃镜结果

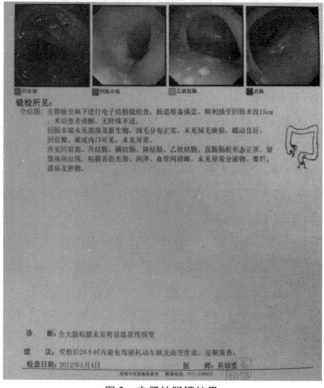

镜检所见:
全结肠: 在静脉全麻下进行电子结肠镜检查,肠道准备满意,顺利插至回肠末段15cm,术后患者清醒,无特殊不适。
回肠末端未见溃疡及新生物,绒毛分布正常,未见绒毛缺损,蠕动良好,回盲瓣、阑尾内口可见,未见异常。
所见回盲部、升结肠、横结肠、降结肠、乙状结肠、直肠肠腔形态正常,管腔瘪侧出现,粘膜表面光滑、润泽、血管网清晰,未见异常分泌物、糜烂、溃疡及肿物。

诊　　断: 全大肠粘膜未见明显器质性病变
建　　议: 受检后24小时内避免驾驶机动车辆及高空作业,定期复查。
检查日期: 2012年5月4日　　　　医　师: 吴银霞

图2　电子结肠镜结果

5月2日全腹部CT平扫+增强：①胃幽门管似见增厚，请结合胃镜检查。②腹膜后、肝门区多发淋巴结显示，请结合临床。③肝右前叶上段占位，炎性假瘤？④双肾多发小囊肿；双肾结石。⑤盆腔少量积液。5月4日血沉71 mm/h。肝炎抗体5项均为（−）。TB−Ab弱阳性。超敏C−反应蛋白2.5mg/L。ANA（＋）。自身抗体15项示抗Ro−52抗体（＋），余（−）；ACNA（−）。妇检及TCT检查均正常。

入院后予抑酸、护胃、护肝等治疗，症状缓解。

5月5日甲状腺及颈部彩超示甲状腺弥漫性病变并多发结节；双侧颈部血管旁淋巴结。

5月4日甲功5项示促甲状腺素（HS−TSH）22.12μIU/mL，游离三碘甲状腺原氨酸（FT$_3$）2.87μmol/L，游离甲状腺素（FT$_4$）8.83μmol/L，甲状腺微粒体抗体（TMAb）18%，抗甲状腺球蛋白抗体（TGAb）27%。

5月9日复查甲功5项示HS−TSH 20.19μIU/mL，FT$_3$ 2.81μmol/L，FT$_4$ 7.23μmol/L，TMAb 18%，TGAb 28%，促甲状腺激素受体抗体（TRAb）16.3U/L，甲状腺过氧化物酶抗体（TPOAb）22.8U/L。

为明确诊断，5月9日下午在B超引导下行肝穿刺活检术。术程顺利，肝穿刺病理活检结果回报示送检肝穿组织，镜下肝小叶结构存在，肝细胞普遍水肿，散在点状坏死，汇管区中度碎片状坏死，桥接坏死可见，纤维组织增生。免疫组化示HbsAg（−），HBcAg（−），HCV（−），特染VG，Masson显示增生的胶原纤维。符合中度慢性肝炎G2S2期改变（图3~图6）。

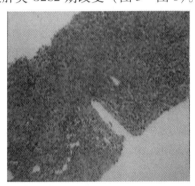

图3　肝穿病理结果图1

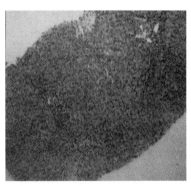

图4　肝穿病理结果图2

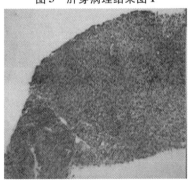

图5　肝穿病理结果图3

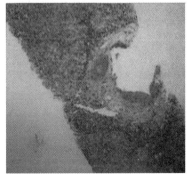

图6　肝穿病理结果图4

结合患者病史及检查结果，考虑"自身免疫性肝炎"，予醋酸泼尼松片40mg/d抗感染治疗，因患者有"甲减"，予甲状腺素片替代治疗后，患者症状好转出院。

最后诊断：①自身免疫性肝炎。②甲状腺功能减退症。③慢性胃炎。④双肾结石。

分析与讨论：本例患者以"反复上腹胀痛1月余"而入院，行胃镜检查提示慢性非萎缩性胃炎伴隆起糜烂，初步考虑上腹部胀痛与之有关。但入院检查发现肝功能有异常，腹部CT提示"肝右前叶上段占位，炎性假瘤？"通过肝穿活检病理结果明确诊断为自身免疫性肝炎。

自身免疫性肝炎（AIH）在我国以中老年女性多见。目前发病机制尚不清楚，临床特点为高丙种球蛋白血症、血清自身抗体和对免疫抑制治疗应答。本病无特异性症状和体征，常表现为疲劳、食欲减退、恶心、腹痛、瘙痒及小关节疼痛等症状。体格检查常无异常，但也可有肝大、脾大、黄疸及慢性肝炎的症状和体征。约10%的患者可表现为急性肝炎甚至爆发性肝炎，并可快速进展至肝硬化。患者常伴发其他肝外自身免疫病，如甲状腺炎、溃疡性结肠炎、1型糖尿病、类风湿性关节炎及乳糜泻等。

血清丙氨酸氨基转移酶（ALT）和天冬氨酸氨基转移酶（AST）水平升高、界面性肝炎伴或不伴小叶性肝炎或中央 - 汇管区桥接样坏死及存在自身抗体（ANA、SMA、LKM - 1 和 SLA 等）是本病的主要诊断依据。

2010 年 AASLD 指南推荐的免疫抑制剂治疗指征包括血清 AST 或 ALT > 1 倍正常值上限，或 AST 或 ALT > 5 倍正常值上限，且 γ 球蛋白至少 > 两倍正常值上限和（或）组织学表现为桥接样坏死或多小叶坏死，但临床上 25% ~ 34% 的患者可能无症状，25% ~ 85% 的患者病情较轻，对这些患者是否给予糖皮质激素治疗还存在一定争议。

糖皮质激素单用或与硫唑嘌呤联用是目前治疗本病的标准疗法。具体方案为泼尼松（起始剂量30mg/d，4 周内逐渐减量至10mg/d）联合硫唑嘌呤（50mg/d 或欧洲常用的 1 ~ 2mg/kg·d）；或单用大剂量泼尼松（起始剂量 40 ~ 60mg/d，4 周内逐渐减量至20mg/d）。目前临床提倡联合治疗方案，以减少糖皮质激素的用量和不良反应。特别是绝经后妇女和合并有骨质疏松、高血压、糖尿病者及需长期治疗（超过6个月）的患者。但对于合并严重血细胞减少、巯基嘌呤甲基转移酶缺乏、恶性肿瘤、妊娠的患者或者对硫唑嘌呤不耐受者，应选择糖皮质激素单药治疗方案。

通过该病例总结出的经验：对于不明原因的肝功能异常及肝脏占位患者，肝穿活检术是一项很重要的诊断手段。同时，自身免疫性肝炎的诊断需注意排除其他原因引起的肝脏病变，如药物性肝炎、病毒性感染等，因为这些疾病也可产生相应的自身抗体，所以需结合病史、生化和病毒学检测结果进行鉴别诊断。

反复上腹部疼痛伴发热——肝结核的诊治思考

广西中医药大学附属瑞康医院　罗昭琼

患者谭某，男，42 岁。因"反复上腹部疼痛、发热 1 年余，再发 1 个月"，于 2011 年 1 月 9 日入院。

现病史：患者自诉 2009 年 4 月份开始无明显诱因下出现上腹部疼痛，呈持续性隐痛，无向他处放射，伴发热畏寒，体温最高达 40℃，无恶心、呕吐，无反酸、嗳气，无腹胀、腹泻，无身黄、尿黄、目黄，无关节痛，无呕血、黑便等。病后到当地医院诊治，经治疗（不详）后好转。同年 7 月上症再发，即到当地医院诊治（不详），病情缓解不明显，遂到区某医院住院。诊断：①胆总管扩张原因待查。②慢性胃体、胃窦炎症。③十二指肠球部溃疡。行两次 ERCP 治疗均未能成功，随即出院。出院后病情稳定，未再发热、腹痛。近 1 个月来上症再发，腹痛以右中上腹部为主，呈阵发性刺痛，深呼吸时明显，可向右侧腰部放射，伴发热，体温最高可达 40℃，多于夜间 10～12 时出现，可自行降至正常，无咳嗽、咳痰，无胸痛胸闷，无关节痛，无身黄、目黄、尿黄。病后至河池某医院住院治疗（不详），症状未见好转，遂来我院。近 1 个月来，患者精神尚可，小便正常，大便每 2～3 天 1 次，体重减轻明显。

既往史：有胃、十二指肠溃疡病史 8 年，不规则治疗；否认肝炎、结核等传染病史。

体格检查：体温 37.8℃，脉搏 86 次/分，呼吸 20 次/分，血压 125/65mmHg。神清，精神尚可，消瘦体型，皮肤、黏膜无黄染，两侧腹股沟可触及数颗大小不等淋巴结（如黄豆及花生米大小）、表面光滑、无触痛、活动度可。心肺查体无异常。腹平软，中上腹及右下腹压痛、无反跳痛，肝缘于剑突下 5cm 可及、质中、表面光滑、有触痛，脾肋下未及，Murphy's 征（-），麦氏点压痛（±），无反跳。肝脾肾区无叩痛，移动性浊音阴性，肠鸣音稍弱。双下肢无水肿。

辅助检查：血常规、尿常规、大便常规、肾功能、电解质、血糖、输血前 4 项、自身抗体 15 项及肿瘤抗原 AFP、CEA、CA_{199}、CA_{125} 均未见异常。血沉 68mm/h，CRP 55.9mg/L。肝功能总蛋白 59.5g/L，白蛋白 31.3g/L，ALP 317U/L，GGT 221U/L。乙肝两对半小三阳。心电图，胸片，肝、胆、胰、脾、双肾＋腹主动脉旁淋巴结＋阑尾彩超均未见明显异常。

电子胃镜：①慢性非萎缩性胃炎伴胆汁反流。②十二指肠球部溃疡并狭窄（S1），HP（-）。见图1、图2。

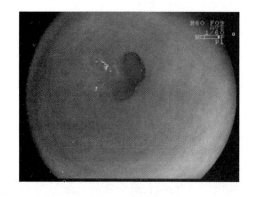 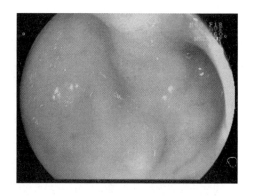

图 1　电子胃镜（胃窦）　　　　　　图 2　电子胃镜（十二指肠球部）

电子结肠镜：全大肠黏膜未见明显器质性病变（见图3～图6）。

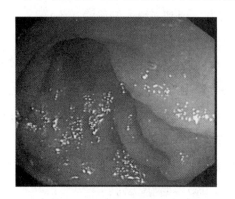 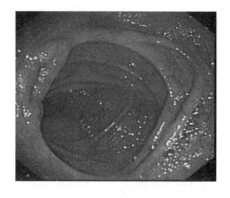

图 3　电子结肠镜（回肠末端）　　　　图 4　电子结肠镜（回盲部）

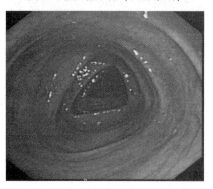 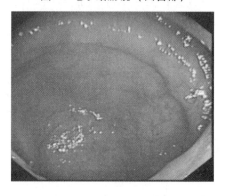

图 5　电子结肠镜（横结肠）　　　　图 6　电子结肠镜（直肠）

初步诊断：腹痛、发热查因，胆道感染？淋巴瘤？

诊治经过：1月17日上腹CT平扫+增强：肝内胆管周围炎并胆管扩张、积气（见图7）。

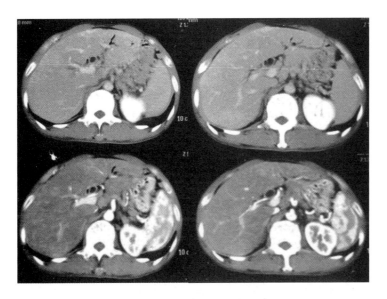

图 7　上腹部 CT 平扫 + 增强

1 月 25 日肝脏 MRI + MRCP：①梗阻性胆管扩张，梗阻平面在胆总管下段，性质考虑为炎症可能性大（纤维缩窄性乳头炎）。②肝左叶及右前叶胆管周围炎改变（见图8）。

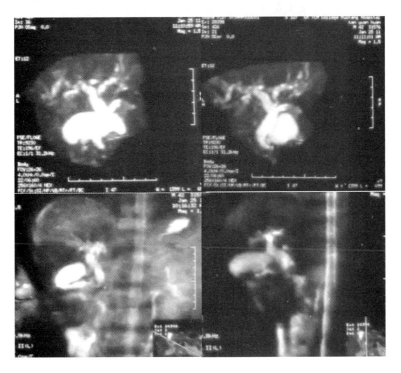

图 8　肝脏 MRI + MRCP

入院予抗炎、利胆、抑酸、护胃等治疗后，效果欠佳，患者仍反复发热，考虑胆道梗阻及胆道感染。请肝胆外科会诊后认为有手术探查指证，予转外科。2011 年 1 月 26 日行胆囊切除 + 胆总管切开探查 + T 管引流术 + 肝活检术。术中见肝脏常大，肝内可触及散在多发结节样肿块，肝门、腹腔干周围、胰头上淋巴结可触及肿大，胆囊水肿明显，内含棕色胆汁，胆囊与胆总管粘连紧密，界限不清。胆总管扩张，内径约 1.5cm，内可见脓性胆汁，未见明显占位及结石，胆总管下段及乳头部通畅。术中冰冻病理提示肝脏及淋巴结结核。术后常规病理：①（胰头）淋巴结结核病，抗酸染色（+）。②（左肝外叶）肝结核病，局部区域纤维组织大量增生，部分肝内胆管明显扩张。肝细胞呈结节性增生。见图 9。

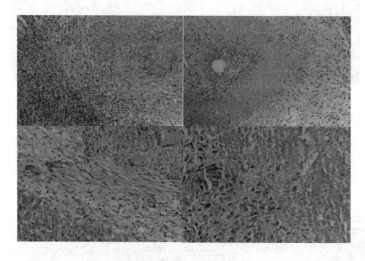

图 9　术后病理结果图

根据患者病理结果，术后予抗结核治疗，患者症状好转，恢复良好。

最后诊断：肝结核。

分析与讨论：本例患者以上腹部疼痛及发热为主要临床表现，CT 及 MRCP 提示梗阻性胆管扩张、胆管炎，最终手术及病理证实为肝脏及淋巴结结核。

肝结核的临床表现和影像学表现多样且无特异性，这与肝结核处于不同时期的病理改变有关。Levine 等将肝结核分为 5 种：①粟粒性肝结核。②结核性肝脓肿。③原发性肝结核。④结核瘤样型肝结核。⑤结核性胆管炎。原发性肝结核相对更为少见，一般发生于门管区，因结核分枝杆菌为微需氧菌。粟粒型肝结核肉眼观察可见小的结节弥漫全肝，病灶多小于2cm，结节呈白色、灰色或略带黄色，镜下表现为肉芽肿伴不同程度的干酪样坏死、钙化。当结核结节相互融合形成单个或多个大结节，且结节多大于2cm 时，则为结核瘤样型。此型肉眼观酷似肿瘤，多为单发，呈圆形或类圆形，形态较规则，淡黄色或黄白相间，质地柔韧、偏硬，与肝实质分界尚清楚，镜下多为干酪样坏死、部分液化坏死及周围的纤维组织增生。如液化坏死区域增大，发展为脓肿者即为脓肿型，与一般结核性脓肿相同。肝结核侵及胆管，引起胆管增粗、增厚、变硬者为结核性胆管炎。肝结核的基本病理改变为结核性肉芽肿伴干酪样坏死,并有不同程度的纤维组织增生和钙化。本例患者术前 CT、MRI 提示肝内胆管周围炎,术中发现肝内多发结节,故应属于结核瘤型合并胆管炎型。

腹部 CT 表现可以是低密度肿块伴或不伴环形强化或者非均质密度肿块伴中心坏死。各种病理类型可同时存在,并可互相转化,其在 CT 上的表现也多种多样。钙化是肝结核的特征性表现之一,典型的表现是"中心粉末状"钙化。钙化的出现有助于本病的诊断,但其出现的概率较低。肝结核瘤病灶绝大多数是少血供的,在门脉期和延迟期大多数病灶可以见到边缘环形强化;动脉期多无强化表现,但周围肝组织有炎症充血水肿时,动脉期可有异常高灌注表现。确诊主要依靠肝穿刺肝组织病理检查或 PCR 技术。该患者腹部 CT 及 MRI 均未见肝内有低密度病灶,故无法行肝穿病理活检是导致患者发病 1 年多来无法确诊的原因。该病例提示,部分肝结核患者肝脏 CT 及 MRI 可显示阴性结果。

抗结核治疗和全身支持治疗是肝结核的基本疗法。是否手术治疗与肝结核的病理类型关系极大。有文献认为,粟粒型肝结核应内科抗结核支持治疗,结核瘤样型肝结核宜行手术切除。对于结核性肝脓肿应手术引流或穿刺排脓,肝内结核性胆管炎以内科治疗为主,合并梗阻性黄疸可酌情行外引流或手术引流减压。

由于肝结核的临床表现很不典型,缺乏特异性,不同病例之间差别较大,故临床上容易误诊。确诊依靠肝穿刺活组织检查、腹腔镜检查、诊断性治疗及剖腹探查病理检查。

胆总管下段结石并急性胆管炎的中西医诊治思考

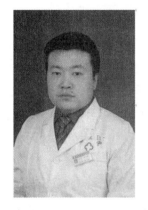

　　杨雅阁，河南省第三人民医院消化内科副主任医师，西学中，"左手内镜、右手伤寒"，本科及研究生均毕业于郑州大学医学院。传承仲景之学，注重中西医并重，创新现代中医。任中国中西医结合学会消化专业委员会脾胃创新分会委员、河南省中西医结合学会消化病分会委员等。

　　患者女，72岁，因"反复畏寒、发热1年，腹痛并发热两周"，于2020年1月1日至我院就诊。

　　现病史：患者反复畏寒、发热1年，体温波动在38～40℃之间，未行规范检查治疗。两周前因腹痛并发热，在当地医院检查考虑胆囊结石并胆囊炎，遂行腹腔镜胆囊切除术。术后仍发热，并于术后两周突然出现剧烈腹痛，为右上腹持续性绞痛伴高热、黄疸，疼痛难以忍受，痛不欲生，为求进一步诊治，2020年1月1日夜间速至我院消化内科求治。

　　诊治经过：入院后，1月2日行腹部CT及MRCP检查，提示：①胆总管下段结石（结石直径1.1cm）。②肝周积液。③胆囊切除术后（见图1、图2）。

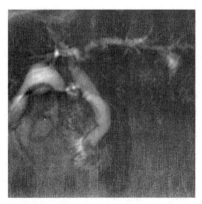

图1　MRCP结果

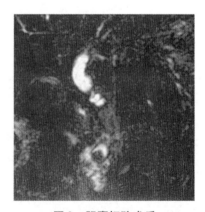

图2　胆囊切除术后

患者及家属没有提供胆囊切除术前的相关影像学资料,故不能明确肝周积液何时出现。诊断考虑:①胆总管下段结石并急性胆管炎。②肝周积液。③高血压病。④冠心病。⑤胆囊切除术后。患者的处理要多角度考虑,经过肝胆外科、介入科、消化内科的多学科会诊,制定以下方案:①首先由消化内科尽快为患者实施 ERCP 胆道取石手术,解除胆总管下段结石问题。②ERCP 术后根据患者肝周积液情况,由介入科为患者实施 CT 引导下穿刺置管引流积液。③患者老年高龄,合并心脑血管疾病,围术期潜在风险高,需中西医并重,动态辨证,遣方用药,尽可能减轻患者痛苦,使疾病痊愈。

中西医并重具体治疗经过。

ERCP 术前中医药处理:刻下症(2020 年 1 月 2 日)见口苦,口干,腹胀满,腹痛,大便不畅,舌红,苔白,脉弦数。六经辨证考虑少阳阳明合病,给予大柴胡汤口服。

处方:柴胡 15g,黄芩 10g,姜半夏 15g,枳实 15g,枳壳 15g,白芍 30g,赤芍 15g,生大黄 10g(后下),生姜 3 片,大枣 4 枚,3 剂。

患者服药当日腹痛即明显减轻,可忍受。

1 月 3 日行 ERCP 胆道取石术,手术顺利取出嵌顿在胆胰壶腹部的 1 枚黑褐色结石(直径约 1.1cm)及少量泥砂样结石,术后留置鼻胆引流管(见图 2)。

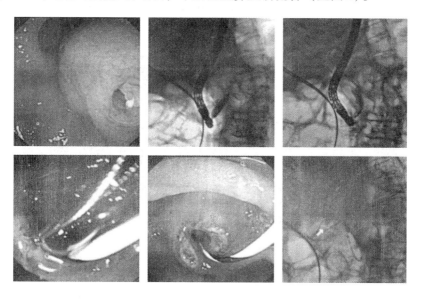

图 2　ERCP 胆道取石术

ERCP 术后持续低热的中医药处理(1 月 10 日):术后腹痛即缓解,未再发腹痛,鼻胆引流管通畅,但术后持续 1 周每天仍发热,不畏寒,处于低热状态,体温 37～38℃,口苦,口干,盗汗,纳差,舌红,少苔水滑,脉弦细。中医辨证考虑气阴两伤,余热未清,为少阳阳明太阴合病,给予柴胡去半夏加瓜蒌汤合竹叶石膏汤、瓜蒌牡蛎散加味。

处方:柴胡 15g,黄芩 9g,天花粉 15g,党参 15g,炙甘草 6g,淡竹叶 15g,生石膏

30g，麦冬15g，怀山药15g，白芍15g，山茱萸30g，生牡蛎30g，生姜3片，大枣4枚，5剂。

患者服药两日后，发热即控制，口苦、口干、盗汗明显缓解，进食正常，后再无发热，精神状态良好。服药5剂后，状态良好，无发热，无口干，无盗汗，微有口苦，原方去淡竹叶、生石膏，继服7剂药善后（见图3）。

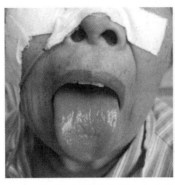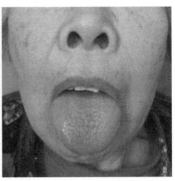

图3　ERCP术后汤剂用药前后舌象变化（左图为1月10日，右图为1月17日）

肝周积液介入科处理：ERCP取石术后，复查上腹部CT，肝周积液未见减少，介入科于1月16日行CT引导下肝周积液穿刺引流，引流液为深黄色，检查考虑渗出性积液，但并未培养出病原微生物（见图4）。

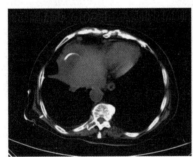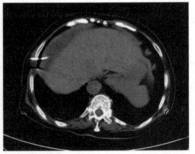

图4　CT引导下穿刺引流术

经上述治疗后，患者临床治愈，2020年1月18日出院。

分析与讨论：中医西医都是"术"，是从不同的角度观察问题、思考问题并解决问题。西医的优势是现代科学技术，中医的优势是辨证思维，在复杂疾病整体处理中，中医和西医可从不同的角度发力，西医处理机体局部器质性病变的优势是中医所不足的，中医在辨治患者整体的症状不适则有独到的优势。

对疑难复杂疾病的处理，应中西医并重，以更优化的方法减轻患者痛苦，促使疾病早日痊愈。

（李鸿彬）

解黑便、呕血——特发性门脉高压症的诊治思考

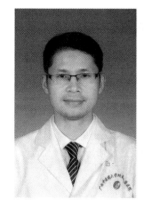

农长深，广西中医药大学附属瑞康医院消化内科副主任医师，毕业于广西医科大学。2006 年开始从事消化内科疾病临床诊疗，对消化系统疾病的治疗有丰富经验。先后在武汉同济医院、四川大学华西医院、上海复旦大学中山医院进修学习。擅长各种内镜操作及镜下治疗，尤其擅长超声内镜及逆行胰胆管造影（ERCP）及相关介入治疗。

患者李某，男，26 岁。因"解黑便、呕血两小时"，于 2019 年 7 月 23 日入院。

现病史：患者自述入院前两小时前无明显诱因下出现解黑便、呈糊状、量约 100mL，便后出现四肢颤抖，伴出冷汗、心慌、头晕，随后出现呕血、非喷射状、呈鲜红色、夹杂少许胃内容物、量约 100mL，呕血后症状缓解，无腹痛，无畏寒、发热等症状。

既往史：无肝炎、肝硬化病史。

查体检查：体温 36.7℃，脉搏 70 次/分，呼吸 20 次/分，血压 124/73mmHg。神志清楚。双肺呼吸音清晰，双侧肺未闻及干湿性啰音，心相对浊音界正常，心率 70 次/分，律齐，各瓣膜听诊区无心脏杂音。腹壁柔软，全腹无压痛、反跳痛，未触及包块，肝脏肋下未触及，墨菲征（－），脾脏肋下未触及。叩诊呈鼓音，肝区无叩击痛，脾区无叩击痛，腹部无移动性浊音。无明显肾区叩击痛，肠鸣音正常，无气过水音，未闻及血管杂音。

实验室检查：血红蛋白 125g/L，血小板、白细胞、中性粒细胞总数均正常。肝生化未见异常，谷丙转氨酶 13U/L，谷草转氨酶 30U/L，白蛋白 40.7g/L，胆红素、直接胆红素和间接胆红素均正常。凝血功能正常，凝血酶原时间 14.1 秒，输血前筛查乙肝两对半及丙肝抗体均阴性。血糖正常。心电图示窦性心律左室高电压。腹部彩超示肝实质回声增粗，胆囊壁毛糙，脾大。胸片检查未见异常。

初步诊断：上消化道出血（消化性溃疡出血？）。

诊疗经过：患者有呕血、解黑便，考虑为上消化道出血。出血原因常见消化性溃

疡、急性胃黏膜病变、食管胃底静脉曲张破裂出血、贲门黏膜撕裂等。腹部彩超提示肝实质回声增粗，脾大，考虑是否有肝硬化，食管胃底静脉曲张破裂出血可能。入院后常规予以禁食，监测心电、血压，抑酸，补液，止血及生长抑素类似物治疗。患者生命征平稳，未再呕血。为了明确诊断，当天予完善胃镜检查，胃镜示食管胃底静脉曲张（Lesmi D1.2 Rf1）并出血（见图1）。

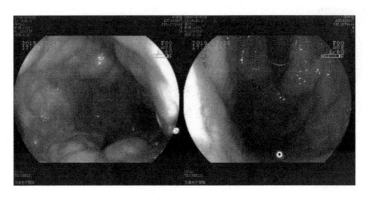

图1　胃镜检查结果图

7月25日予完善上腹部CT平扫+增强，示肝脏边缘毛糙，肝裂增宽，左叶稍大，左右叶比例失调，肝实质密度普遍减低，等于脾脏。脾脏稍大，密度均匀，食管下段、胃底静脉、脾静脉曲张，肠系膜血管增多，腹膜后未见肿大淋巴结；未见腹水。结论：①肝硬化；脾大；门脉高压；②轻度脂肪肝。③提示胆囊炎（见图2）。

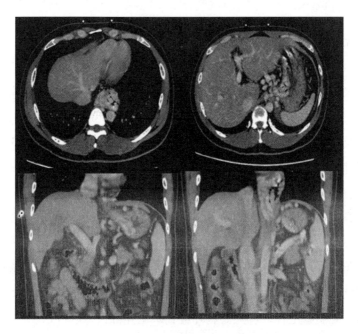

图2　上腹部CT平扫+增强示意图

综合胃镜及腹部 CT 结果，诊断为肝硬化；食管胃底静脉曲张破裂出血。

为了解决门脉高压出血风险问题，7 月 28 日行内镜下组织胶注射治疗。

虽然 CT 提示有肝硬化、门脉高压表现，但各种肝炎标志物检查均为阴性，患者亦无饮酒史，那么该病因是什么？不排除自身免疫性肝炎引起的肝硬化，或者肝豆状核变性等。

进一步完善相关检查：血清铜 10.1μmol/L，血清铁蛋白 43.1μg/mL。自身免疫性抗体检查结果均为阴性，考虑自身免疫性肝炎和肝豆状核变性可能性不大。

为了明确肝病病因，7 月 31 日在 B 超引导下行肝脏穿刺活检术。病理示镜下中央静脉及门管区均存在，肝细胞灶性水肿及脂肪变性，未见明显糖原核，门管区未见明显淋巴细胞浸润，Ag、masson 染色未见明显纤维增生，仅 1 处门管区大胆管周围纤维组织围绕。免疫组化示 CK_{19} 可见肝组织内散在细胆管增生，HbsAg（-），HbcAg（-），特染 PAS（-）。结果肝细胞脂肪变性，未见明显肝炎及肝硬化改变（见图 3）。

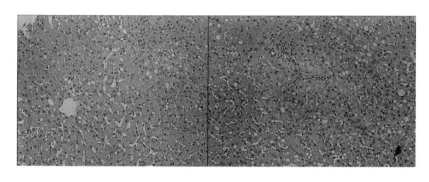

图 3　肝穿病理示意图

最后诊断：①特发性门脉高压症。②食管胃底静脉曲张破裂出血。

分析与讨论：患者有呕血、黑便，胃镜提示食管胃底静脉曲张，腹部 CT 提示有肝硬化、门脉高压表现。诊断门脉高压症并出血明确。

门静脉高压是一组由门静脉压力持久增高引起的证候群，大多由肝硬化引起，少数继发于门静脉主干或肝静脉梗阻及原因不明的其他因素。当门静脉血不能顺利通过肝脏回流入下腔静脉时就会引起门静脉压力增高。门静脉高压主要由各种肝硬化引起，在我国绝大多数由肝炎后肝硬化所致，其次是血吸虫性肝硬化和酒精性肝硬化。

门脉高压症可分为肝前型、肝内型和肝后型。

（1）肝前型：发病率<5%。①血栓形成：门静脉血栓形成、脾静脉血栓形成、门静脉海绵样变等。②门静脉或脾静脉受外来肿瘤或假性胰腺囊肿压迫或浸润，或门静脉癌栓。该患者 CT 表现不支持。

（2）肝内型：发病率占 90%。①窦前型：早期血吸虫病、先天性肝纤维化、特发性门静脉高压、早期原发性胆汁性肝硬化、胆管炎等。②窦型：肝炎肝硬化、酒精性肝硬化、脂肪肝、不完全间隔性纤维化、肝细胞结节再生性增生等。③窦后型：肝静脉血栓形成或栓塞、布加综合征等。

（3）肝后型：占1%。下腔静脉闭塞性疾病、缩窄性心包炎、慢性右心衰、三尖瓣功能不全等。

该患者各项肝炎标志物阴性，无嗜酒史，自身免疫抗体检查阴性，粪便未找到血吸虫，肝脏穿刺活检未见到假小叶结构，故因病毒性肝炎后肝硬化、酒精性肝硬化、自身免疫性肝炎后肝硬化、血吸虫性肝硬化均无依据。查体未发现K-F环，血清铜正常，考虑肝豆状核变性可能不大。患者无明显肝大、腹水，CT未见肝静脉狭窄，未见肝静脉和其开口以上段下腔静脉阻塞，不支持布加综合征。肝穿刺病理肝门束未见进展性纤维化，诊断先天性肝纤维化依据不足。综上所述，该患者考虑特发性门脉高压症。

特发性门脉高压症是一种病因未明、长期以窦前性门脉压增高为特征性表现的综合征。临床表现主要是门脉高压导致的脾大、脾功能亢进、贫血、消化道出血及腹水等。

诊断标准：①临床上有门脉高压表现。②影像学检查门脉系统和肝静脉系统通畅。③肝穿刺活检排除肝硬化。④排除导致肝硬化的慢性肝病。⑤排除引起非肝硬化门脉高压的其他疾病，如门脉血栓形成、先天性肝纤维化、血吸虫病、布加综合征等。

本病的治疗重点是控制门脉高压及其相关并发症。有80%~90%的患者，采用内镜下静脉曲张治疗术（套扎或硬化治疗）能有效控制食管静脉曲张急性出血和预防再出血。TIPS是治疗门脉高压严重并发症或者反复发作（如出血或腹水）的有效方式。

经验教训：临床上遇到有门脉高压表现，而肝功能损害不明显的患者，需要注意排除各种肝硬化，同时注意排除门脉高压相关疾病，并完善肝脏穿刺病理检查。在排除各种常见门脉高压疾病后，要考虑特发性门脉高压症。

发热、黄疸——恙虫病的诊治思考

广西中医药大学附属瑞康医院　蒙晓冰

患者陆某，女，53 岁，因"反复身黄、目黄、尿黄 10 余年，再发加重伴发热 3 天"，于 2018 年 5 月 29 日入院。

现病史：患者及家属诉 10 余年前无明显诱因下出现身黄、目黄、尿黄（具体不详），反复发作，伴头晕乏力、活动后加重。曾至外院就诊，诊断为地中海贫血（具体诊治不详）。2017 年 3 月在某三甲医院完善相关检查诊断为 α - 地中海贫血，未进一步继续诊治。3 天前患者在地里劳动后出现发热，无明显畏寒，体温最高 39.4℃，身黄、目黄、尿黄较前加重，偶伴腹部不适，无恶心、呕吐，无腹泻，无咳嗽、咳痰，无胸闷、气紧。病后至当地诊所就诊，予对症退热等治疗，体温稍可下降，但持续一段时间后体温再次上升（具体不详），现为进一步诊治，遂来我院就诊，门诊拟"黄疸发热查因"收入院。

既往史：无特殊。

体格检查：体温 36.7℃，脉搏 116 次/分，呼吸 26 次/分，血压 132/78mmHg。神志清楚，精神差，贫血貌。巩膜、皮肤重度黄染，双肺呼吸音清晰，双侧肺未闻及干湿性啰音，心率 116 次/分，律齐，二尖瓣区可闻及收缩期杂音。全腹部软，中上腹部轻压痛、无反跳痛，未触及包块，肝脏肋下未触及，墨菲征（-），脾脏Ⅲ°大。移动性浊音（-）。肾区叩击痛（-）。肠鸣音正常，未闻及血管杂音。

实验室检查：血常规示白细胞计数 3.44×10^9/L，红细胞计数 3.48×10^{12}/L，血红蛋白 54g/L，血小板计数 195×10^9/L。肝功能示 TBIL 202μmol/L，DBIL 165μmol/L，IBIL 69μmol/L，丙氨酸氨基转移酶 65 IU/L，AST 156IU/L，ALP 119U/L，GGT 69U/L。尿常规示胆红素（++）。贫血三项示铁蛋白 1863.00μg/mL，血清铁 3.5μmol/L。Hb 电泳示血红蛋白 A 97.9%，血红蛋白 A2 2.1%。叶酸、维生素 B_{12}、含铁血黄素、直接抗人球蛋白试验 热溶血、酸化溶血、甲肝、戊肝、真菌葡聚糖、输血前 4 项、疟原虫、血淀粉酶、甲功 5 项、肥达试验等检查未见明显异常。

初步诊断：发热黄疸查因（溶血？胆道感染？）。

诊治经过：入院后完善胸腹部 CT 检查平扫（图 1 ~ 图 3），提示间质性肺水肿；两侧胸腔少量积液；脾脏明显增大。予头孢哌酮钠舒巴坦钠联合左氧氟沙星抗感染等治疗 3 天后仍发热，诊断不明确。5 月 31 日进行多学科会诊，会诊过程中查体发现，右下腹可见一大小约0.6cm×0.7cm的圆形结痂,部分结痂已脱落(图4),外斐检查结果提示阳性,结合患者户外劳作史,考虑为恙虫病,予多西环素联合左氧氟沙星抗感染,体温于用药两日后逐渐恢复正常,黄疸减轻,各项指标好转,治疗1周后予出院。

出院1个月后随访,黄疸已接近正常,体温无升高,一般情况尚可。

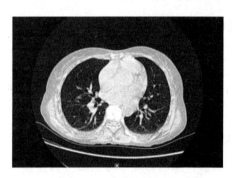

图1 胸部及全腹部CT平扫示意图1

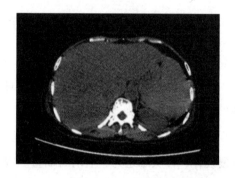

图2 胸部及全腹部CT平扫示意图2

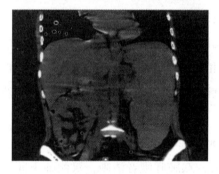

图3 胸部及全腹部CT平扫示意图3

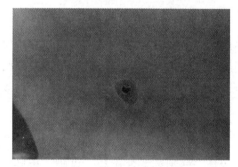

图4 患者腹部焦痂

最后诊断:①恙虫病。②地中海贫血。

分析与讨论:本例患者因"发热、黄疸"就诊。既往有"地中海贫血病史"多年。入院查体见皮肤、巩膜黄染,贫血,脾脏Ⅲ°大,结合以上资料,初步诊断为急性溶血可能性大。

但随着各项检查结果的完善,急性溶血诊断依据不符合。临床表现上急性溶血一般黄疸较轻,伴有发热、寒战、头痛、腰痛,并有不同程度的贫血及血红蛋白尿,严重者可有急性肾功能衰竭。在实验室检查方面,血间接胆红素升高为主,尿中可见尿胆原,无尿胆红素。该患者临床表现上虽然有发热、黄疸、贫血,但实验室检查不符合溶血性黄疸。经过多学科会诊后,查体见患者右下腹有一大小约0.6cm×0.7cm的圆形结痂,部分结痂已脱落。结合患者野外劳作史,外斐反应阳性,多西环素治疗后患者体温下降等,恙虫病诊断成立。本病例因为有"发热、黄疸,贫血"等主要症状,如果不结合病史进行综合分析,很容易跟平时常见的"溶血、胆石症、胆道感染"等疾病相混淆。

恙虫病是一种急性自然疫源性传染病,由恙虫病立克次体或恙虫病东方体引起,通过恙螨幼虫叮咬传播给人。恙虫病的典型临床表现为叮咬部位焦痂或溃疡的形成、发热、皮疹、淋巴结肿大、肝功能损害等，重症患者可出现休克、呼吸循环衰竭、多器官功能不全。实验室检查可见白细胞数大多减少或正常，重型患者或有并发症时可增多，分类常有中性粒细胞核左移、淋巴细胞数相对增多；肝功能损害常见，多数患者外斐反应阳性，但敏感性及特异性不高。

恙虫病的诊断依据有以下几方面。

（1）流行病学：尤其发病前3周内有无恙虫病流行地区野外作业史或旅行史。

（2）临床表现：主要表现为发热、皮疹、淋巴结肿大等，特别是体表有特征性的焦痂、溃疡。

（3）实验室相关检查。①血常规检查：外周血白细胞总数多见减少，亦可正常或增高，白细胞分类常有核左移。②外斐反应检查：单份血清对变形杆菌 OXK 凝集 1：160 以上或双份血清滴度呈 4 倍增高者有诊断意义。③用间接免疫荧光检测恙虫病特异性抗体阳性。④用定量 PCR 等分子生物学方法检测恙虫病东方体的特异性核酸序列作为血清学检测的补充。

（4）同时注意排除，如疟疾、伤寒、皮肤型利什曼病、钩端螺旋体、出血热病等。

（5）使用四环素、氯霉素类药物治疗有效。

近年来，本病不典型病例增多，部分患者常常无明确病史及典型临床表现，故诊断难度较大，但如果有野外劳作史，需警惕本病。

对于恙虫病的治疗，主要采用病因治疗，同时需注意对症支持治疗。对本病治疗有效的抗生素有氯霉素类、四环素类、大环内脂类和喹诺酮类。氯霉素和四环素类是临床上治疗恙虫病的特效药，但副作用较大。大环内酯类抗生素治疗恙虫病副作用小，适合于高危患者，如孕产妇、婴幼儿及肝肾功能受损等患者，其中以阿奇霉素为首选。使用阿奇霉素治疗，症状消失时间和实验室检查恢复正常时间都明显短于四环素、氯霉素和左氧氟沙星，且疗效更佳。第三代喹诺酮类抗生素治疗恙虫病的治愈率与氯霉素无显著性差异，但不良反应则以氯霉素为多。在临床诊治过程中，对于高度怀疑恙虫病者，不必等待抗体检测结果，应及时使用特效抗生素，以提高治愈率。

恙虫病虽然不是消化内科常见病，但临床工作中也会遇到。本患者以发热、黄疸症状入院，容易误诊为急性溶血，作为临床医生，需拓宽其临床思维。

通过对该病例诊断过程的全面剖析，总结出以下几点经验：①临床医生应熟悉恙虫病的流行特征，掌握其临床表现，仔细询问患者病史，对于流行季节从事野外作业、野外郊游的人群要提高警惕。②体格检查需仔细，不放过微小的体征；注意皮肤是否有皮疹、焦痂或溃疡及淋巴结肿大。③拓宽临床思维，不要被眼前表象所迷惑，注意排除其他疾病。④对于临床高度怀疑恙虫病者，不必等待抗体检测结果，应及时使用特效抗生素。

腹部胀大——布－加综合征的诊治思考

广西中医药大学附属瑞康医院　农辉

患者男，62岁，因"发现腹部胀大半年，加重1月"入院。

现病史：患者半年前无明显诱因下出现腹部胀大，伴双下肢水肿，无腹痛，无胸闷气紧，无恶心、呕吐，无畏寒、发热，无呕血及解黑便等不适，当时未系统诊治。1个月前上症加重，遂至当地医院就诊，行胸腹部CT示：①肝硬化，腹水。②脾梗塞？囊肿？脾淋巴瘤？③右肺中叶炎症。④心脏改变。⑤右侧腹股沟腹膜疝。经护肝、利尿、腹腔穿刺抽液等治疗，症状未见明显缓解。现为进一步诊治而入院。

既往史：有多年糖尿病史，血糖控制欠佳，2016年因糖尿病足行右下肢血管球囊扩张术及右下肢拇指截肢术。有脑梗死病史。

体格检查：生命体征平稳。全身皮肤、巩膜黄染。全身浅表淋巴结未触及肿大。心肺查体未见明显异常。腹部膨隆，全腹部无压痛、反跳痛，未触及包块，肝脾肋下未及，墨菲征（－），肝肾区无叩痛，移动性浊音（＋），肠鸣音正常。双下肢轻度凹陷性水肿。

辅助检查：血常规示血红蛋白168g/L，血小板443×10¹²/L。肝功能示总胆红素164.7μmol/L，直接胆红素129.7μmol/L，白蛋白23.7g/L，谷丙转氨酶94U/L，天门冬氨酸氨基转移酶213U/L，碱性磷酸酶982U/L，谷氨酰转肽酶362IU/L，总胆汁酸122μmol/L。肾功能示尿素17.81mmol/L，肌酐187μmol/L，尿酸703μmol/L。尿常规示尿蛋白（＋＋），胆红素（＋＋）。腹水常规＋生化示李凡它试验（－），有核细胞计数186×10⁶/L。分类示淋巴细胞61%，中性粒细胞15%，间皮细胞24%，蛋白6.3g/L，乳酸脱氢酶45μ/L，腺苷脱氨酶2.3IU/L。输血前3项、粪便常规、电解质、肾功能、乙肝两对半、凝血功能、血淀粉酶测定、肿瘤标记物等均未见异常。

初步诊断：①腹水查因（肝硬化？）。②2型糖尿病。③脑梗死后遗症。

诊疗经过：入院后予护肝、退黄、降酶、补充白蛋白并穿刺放腹水等对症处理，腹胀及黄疸情况未见明显改善。考虑到病毒性肝炎标记物均阴性，且否认有长期酗酒史，不具备常见导致肝硬化的病因。

为进一步明确诊断，我们借阅了当地医院的胸腹部CT片，发现患者肝脏缺乏一些典型肝硬化的特点，如肝脏各叶比例失调、边界凹凸不平等，且肝内静脉显影并不清晰。因此，下一步该患者的诊断需考虑肝脏的血管病变问题。我们对患者完善了肝脏及肝脏血管的彩超，结果显示，肝实质弥漫性病变，肝静脉细小。

为进一步明确诊断，我们完善了下腔及肝静脉CTV。结果显示：①下腔静脉肝段变窄，肝静脉各支变细，近端显示不清；门脉增粗，静脉导管、脐静脉开放；食道、胃底静脉迂曲扩张；符合布-加综合征诊断。②脾节段性栓塞改变；脾静脉血栓待排。③腹腔积液、脾大。④脂肪肝。⑤胆囊多发小结石（图1）。

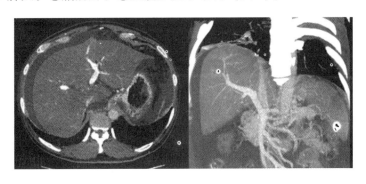

图1 下腔及肝静脉CTV结果

结合CTV检查结果，最终明确诊断布-加综合征。下一步可行手术治疗或介入治疗，但目前患者一般状况较差，手术治疗或介入治疗风险较大，将病情告知患者家属，其表示理解，最终签字要求出院。

最后诊断：①布-加综合征。②胆囊结石。③2型糖尿病。

分析与讨论：本例患者为老年男性，以腹部胀大为主要临床表现。外院影像学提示肝硬化、腹水，入院查体见皮肤、巩膜黄染，实验室检查方面提示重度黄疸，以直接胆红素为主，白蛋白降低。入院时初步考虑为肝硬化引起的腹水。但结合入院后的实验室检查结果，患者缺乏一些导致肝硬化较为常见的病因，例如病毒、酒精等。借阅当地CT片发现，肝脏缺乏肝硬化的典型特点，且肝内血管显影不清晰，诊断肝硬化依据并不充分。进一步肝脏彩超提示肝静脉细小；下腔及肝CTV提示下腔静脉肝段变窄，肝静脉各支变细，近端显示不清，门脉增粗，最终确诊为布-加综合征。

布-加综合征（Budd-Chiari syndrome，BCS）是指各种原因引起的肝静脉流出道阻塞所致的下腔静脉高压、门静脉高压证候群，阻塞部位可位于肝小静脉到下腔静脉和右心房汇合处之间的任何部位。只有约30%患者可以找到病因，大致可分为三类：①先天性血管发育异常，如隔膜形成、狭窄或闭锁等。②占位性病变压迫或堵塞血管，如肝癌、胰腺癌及各种癌栓等。③血液凝固异常或血栓形成，如阵发性睡眠性血红蛋白尿、真性红细胞增多等。

本病的临床表现可根据病因、梗阻部位和程度不同分为肝静脉阻塞和下腔静脉阻塞。①肝静脉阻塞：主要表现为右上腹部疼痛，瘀血性肝脾大，腹水，食管、胃底静脉曲张，甚至上消化道出血等。②下腔静脉阻塞：除上述表现外，还可出现下肢、腹壁或腰背浅表的静脉曲张，站立时明显，下肢水肿，色素沉着，甚至溃烂。

根据病程及临床特征，可分为4种类型。①隐匿型：当仅有1支肝静脉堵塞，或1支逐渐堵塞，建立了肝内及门体分流的侧支循环时，可以没有任何临床表现。此类患者经发现后往往愈后较好。②急性型：较为少见，病程在1个月之内，多为肝静脉完全阻塞引起，病变多为血栓形成，多起始于肝静脉出口部，血栓可急剧蔓延到下腔静脉。此类型起病急骤，表现为上腹痛、腹胀腹泻、恶心呕吐，体征方面可伴有肝脏进行性肿大和压痛，腹水迅速增长，脾大，黄疸甚至胸腔积液。暴发性者在上述表现的基础上，黄疸进行性加重，可迅速出现肝性脑病、肝肾综合征、自发性腹膜炎、上消化道大出血、DIC等并发症。多数患者因来不及救治而在数日之内死亡。因起病急骤，可无食管静脉曲张出现。此类型较难诊断，极容易误诊为急性肝炎及暴发性肝衰竭。③亚急性型：病程在1年之内，占1/3～1/2，多为肝静脉和下腔静脉同时或相继受累。临床表现有顽固性腹水、肝区疼痛、肝脏大三联征，可伴有黄疸、脾大及下肢水肿，继而出现腹壁、腰背部及胸部浅表静脉曲张，其血流方向向上，为本病区别于其他疾病的重要特征。④慢性型：病程在1年以上，也较为多见，是因肝静脉或下腔静脉缓慢或反复发生血栓引起。进展缓慢，可有上腹痛，恶心呕吐，肝脾大，腹水，食管、胃底静脉曲张并出血，下肢水肿，下肢和躯干浅静脉曲张等。此型易与肝硬化混淆。本例患者出现肌酐升高及蛋白尿，考虑与下腔静脉高压导致的肾静脉压力升高有关。

在指导临床治疗的过程中，不同的学者进行了各种分型。但由于本病在阻塞程度、范围、是否合并血栓方面有较大的个体差异，在亚型的分类上存在诸多不同观点，故未达成共识。2016年国内介入放射学、血管外科、病理学和影像学专家就本病分型及亚型分类进行了充分研究及讨论，BCS亚型界定达成共识。现BCS类型及亚型分为共3大型10个亚型。

（1）肝静脉阻塞型：①肝静脉/副肝静脉膜性阻塞。②肝静脉节段性阻塞。③肝静脉广泛阻塞。④肝静脉阻塞伴血栓形成。

（2）下腔静脉阻塞型：①下腔静脉膜性带孔阻塞。②下腔静脉膜性阻塞。③下腔静脉节段性阻塞。④下腔静脉阻塞伴血栓形成。

（3）混合型：①肝静脉和下腔静脉阻塞。②肝静脉和下腔静脉阻塞伴血栓形成。

目前的BCS分型方式对于指导介入治疗方式上有长远影响。

本病临床上需与肝硬化、门静脉血栓形成、急性肝炎、爆发性肝炎、肝小叶静脉闭塞病、缩窄性心包炎、右心功能不全、胰源性区域性门脉高压症等疾病相鉴别。若见患者出现肝大、腹水、右上腹痛，尤其是出现顽固性腹水，但肝功能损害不明显时，应考虑布－加综合征的可能。如同时出现双下肢静脉曲张、色素沉着，甚至胸腹壁及腰背部静脉曲张，且血流向上这一特征，则应怀疑肝后段下腔静脉病变。

本病的诊断过去常采用肝脏活检或肝静脉造影，主要缺点是有创性、专业技术要求高，故难以推广，更不适合筛查与检测。根据《2016 年欧洲肝病学会临床实践指南·肝脏血管病》及国内布－加综合征介入治疗规范专家共识，诊断本病首选的检查方式为肝静脉、下腔静脉多普勒超声检查，其次为 CT、MRI 及血管造影，必要时行肝脏穿刺活检。

布－加综合征的治疗原则是解除肝静脉和下腔静脉的阻塞，降低门静脉和下腔静脉高压，消除或改善腹水和胃底食管静脉曲张，防止曲张静脉破裂出血和后期肝肾衰竭等并发症。目前，本病的治疗主要包括内科治疗、外科治疗和介入治疗。

内科治疗主要包括病因治疗、支持和对症治疗、抗凝治疗。①病因治疗。积极寻找病因，有明确病因或诱因者应予以去除，如寄生虫感染者给予抗寄生虫治疗。②支持和对症治疗。其意义在于为明确诊断和相关治疗，争取时间和创造条件，如有腹水者给予限制钠盐摄入、利尿、输白蛋白、放腹水等。③抗凝治疗。使用药物抗凝治疗的目的是延缓血栓的进一步发展，改善腹水，治疗潜在血栓形成因素。对于起病 1 周以内因单纯血栓形成的急性期患者，可予抗凝治疗，以防止梗阻范围扩大。介入治疗前后及肝移植后予抗凝治疗可以预防血栓形成。对于大多数病例，内科保守治疗虽可赢得侧支循环建立的时间，但对于缓解肝静脉流出道梗阻效果甚小，两年生存率＜10%，仅作为外科手术及介入手术不能进行或失败时的过渡治疗或术前准备的一部分。其可改善患者全身状况，降低手术风险死亡率，有利于患者术后恢复。

外科手术治疗的目的是消除或减轻肝内淤血和由此引起的门静脉高压。手术方法主要包括直接手术（直接解除梗阻）、间接手术（减压性手术）和肝移植。根据患者的一般情况、肝功能状态、病变性质、梗阻部位范围及程度，综合考虑后选择适宜的手术方法。但外科手术因创伤大，并发症相对较多，并不作为首选。

针对 BCS 已有较为成熟的一套介入手术体系，其具有创伤小、疗效确切等优点，是患者的首选治疗方式。目前主要的介入治疗手段包括：①经股静脉行下腔静脉破膜和球囊扩张术，或加下腔静脉支架置入术。近年来，不仅对下腔静脉隔膜型可采用此法，而且对多数短段甚至长段下腔静脉节段性闭塞型也能获得成功。②顺行经皮经肝静脉再通术或经颈静脉经下腔静脉逆行肝静脉再通术。该法适用于肝静脉开口部闭塞而肝静脉主干还存在的病例。③经颈静脉肝内门体静脉分流术（TIPS）。一旦发生肝静脉主干闭塞或肝小静脉广泛闭塞则可行 TIPS 治疗，以缓解门静脉高压。TIPS 是在肝实质内建立门静脉和下腔静脉通路，由于肝实质的压迫，该通道必须放置覆膜支架。在行 TIPS 治疗的同时，还可经其通道到门静脉行食管胃底曲张静脉栓塞术。④经股静脉行下腔静脉置管溶栓术。下腔静脉存在广泛血栓者可行导管溶栓，而对于下腔静脉隔膜或短段闭塞以远存在血栓者，在行下腔静脉开通前也必须先行溶栓治疗，以避免发生血栓脱落，导致肺栓塞。

该病例诊疗的启示有：①对于不明原因腹水的患者，除要考虑慢性肝病、肝硬化、心功能不全等常见病因外，还要考虑有无肝脏门脉或肝静脉病变的可能。②复习患者病史资料，仔细查看患者的影像学资料，尽量提高自身的阅片能力。